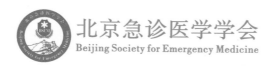

北京急诊医学学会
Beijing Society for Emergency Medicine

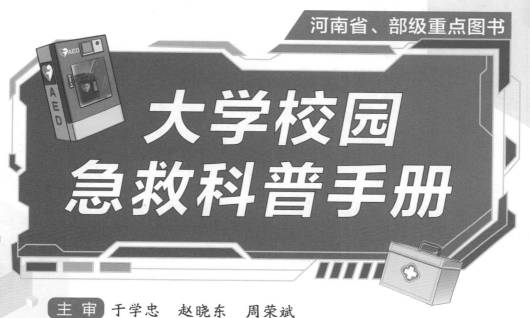

河南省、部级重点图书

大学校园急救科普手册

主审　于学忠　赵晓东　周荣斌

主编　朱长举　朱华栋　柴宇霞

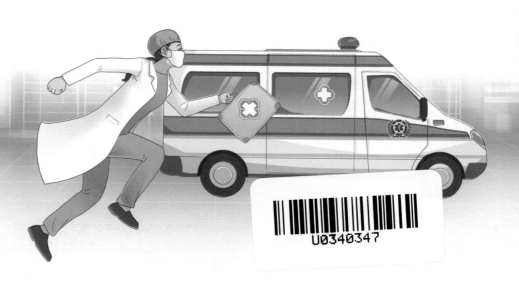

郑州大学出版社

图书在版编目(CIP)数据

大学校园急救科普手册／朱长举，朱华栋，柴宇霞主编. — 郑州：
郑州大学出版社，2023.8(2024.5 重印)
　　ISBN 978-7-5645-9937-9

　　Ⅰ.①大…　Ⅱ.①朱…②朱…③柴…　Ⅲ.①急救 – 青年读物
Ⅳ.①R459.7-49

中国国家版本馆 CIP 数据核字(2023)第 176553 号

大学校园急救科普手册

DAXUE XIAOYUAN JIJIU KEPU SHOUCE

策划编辑	李海涛		封面设计	王　微
责任编辑	陈文静		版式设计	王　微
责任校对	侯晓莉		责任监制	李瑞卿

出版发行	郑州大学出版社		地　址	郑州市大学路 40 号(450052)
出版人	孙保营		网　址	http://www.zzup.cn
经　销	全国新华书店		发行电话	0371-66966070
印　刷	河南文华印务有限公司			
开　本	710 mm×1 010 mm　1 / 16			
印　张	13.5		字　数	259 千字
版　次	2023 年 8 月第 1 版		印　次	2024 年 5 月第 2 次印刷

书　号	ISBN 978-7-5645-9937-9		定　价	96.00 元

本书如有印装质量问题,请与本社联系调换。

作者名单

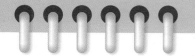

主　审

于学忠　　中国医学科学院北京协和医院
赵晓东　　解放军总医院第四医学中心
周荣斌　　解放军总医院第七医学中心

主　编

朱长举　　郑州大学第一附属医院
朱华栋　　中国医学科学院北京协和医院
柴宇霞　　郑州大学第一附属医院

副主编

兰　超　　郑州大学第一附属医院
李　凡　　中国医学科学院北京协和医院
王正斌　　郑州大学第一附属医院
王　楠　　郑州大学第一附属医院
刘　奇　　郑州大学第一附属医院
李　博　　郑州大学第一附属医院
杨国辉　　郑州大学第一附属医院
陈三洋　　郑州大学第一附属医院

编　委

（以姓氏笔画为序）

王　君　　郑州大学第一附属医院
王巧芳　　郑州大学第一附属医院
邓　颖　　哈尔滨医科大学附属第二医院
邢吉红　　吉林大学第一医院
朱志强　　郑州大学第一附属医院
刘艳娜　　郑州大学第一附属医院
李西娟　　郑州大学第一附属医院

李培武　　　兰州大学第二医院

杨立山　　　宁夏医科大学总医院

吴利东　　　南昌大学第二附属医院

谷玉雷　　　郑州大学第一附属医院

宋耀东　　　郑州大学第一附属医院

张　岩　　　郑州大学第一附属医院

张倩倩　　　郑州大学第一附属医院

陈　倩　　　郑州大学第一附属医院

孟祥雷　　　郑州大学第一附属医院

赵亚缇　　　郑州大学第一附属医院

胡莹莹　　　河南科技大学第一附属医院

秦历杰　　　河南省人民医院

贾亚南　　　郑州大学第一附属医院

贾英岚　　　郑州大学第一附属医院

柴艳芬　　　天津医科大学总医院

韩国杰　　　郑州大学第一附属医院

程　波　　　郑州大学第一附属医院

谢佳丰　　　郑州大学第一附属医院

雷如意　　　郑州大学第一附属医院

裴　辉　　　郑州大学第一附属医院

裴理辉　　　郑州大学第一附属医院

序

中国共产党第二十次全国代表大会报告指出："人民健康是民族昌盛和国家强盛的重要标志。把保障人民健康放在优先发展的战略位置，完善人民健康促进政策。"随着社会的发展进步，人民群众对医疗保健和健康管理越来越重视，对医学科普知识也越来越关注。广大急诊急救医务工作者一直以来都是普及急诊医学知识、传播应急自救常识的主力军，这不仅是他们仁心仁术的展现，也是他们义不容辞的职责。

2022 年，国家卫生健康委员会、中共中央宣传部、中共中央网络安全和信息化委员会办公室等 9 个部门联合印发了《关于建立健全全媒体健康科普知识发布和传播机制的指导意见》，着重强调"推动健康科普知识质量提升、增加优质健康科普知识供给"。近年来，急救知识科普书籍的出版发行较为广泛，但鲜有聚焦高校、针对大学生及其周围人群的高质量急救科普书籍。为此，郑州大学第一附属医院急诊医学部联合北京急诊医学学会，组织全国近 40 位专家学者历时一年编写了《大学校园急救科普手册》。

本手册有如下几个鲜明特点：首先，读者对象明确，语言描述科学。大学生及其周围人群具有较高的文化知识水平和理解能力，因此本书在通俗易懂原则的基础上，穿插部分浅显的医学术语，适量引用医学文献指南，在向读者普及急救应急知识与技能的同时，体现本书的科学性、严谨性。其次，科普目标精准，内容呈现聚焦。本书既科普了院前急救医疗体系与心肺复苏等基本急救知识与技能，更围绕大学校园主场景，将易发的运动外伤、青年人群急症、踩踏避险等急救应急知识逐一进行深入浅出的阐述，内容聚焦、方便实用。最后，编写角度新颖。多数章节有"医院如何处理"这个环节，介绍医务人员根据患者情况将会从哪些方面检查、化验、鉴别诊断等。这将有助于医院、患者、家属之间提前进行有效的专业沟通，避免误解；更有助于患者进行初步的科学处理和随后的遵医行为。

本书图文并茂、科学实用，作者都是多年从事急诊急救专业的专家，专业技术精湛，临床经验丰富，保证了本书的编写质量，值得广大师生阅读。在此，我向参加本书编写的所有专家表示由衷的感谢，特别要感谢主编朱长举教授、朱华栋教授、柴宇霞教授及其团队为本书的编写付出的辛勤努力，也要感谢于学忠教授、赵晓东教授、周荣斌教授对本书的精心审校！

希望《大学校园急救科普手册》的出版能为科普急救应急知识与技能做出积极贡献，提高公众健康素养，提升自救互救能力，为《"健康中国2030"规划纲要》提出的实现全民健康贡献力量。

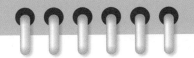

中华医学会急诊医学分会第十届委员会 主任委员

2023 年 8 月

前 言

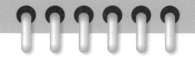

　　《"健康中国2030"规划纲要》将健康知识普及行动列为第一行动,强调每个人是自己健康的第一责任人。教育部《普通高等学校健康教育指导纲要》指出,大学生要树立安全避险意识,掌握常见突发事件和伤害的应急处置方法,提高自救与互救能力。大学生作为新时代的青年,是未来社会建设和社会变革的主力军,同时也是服务社会的重要力量。在日常生活、运动训练、体育比赛过程中遭受意外伤害或突发疾病时,及时、有效的急救措施可以挽救伤员生命,防止伤势或病情恶化,为后续治疗提供必要的条件,还可以减少伤残,促进康复,因此掌握一定的急救自救知识和技能非常必要。有鉴于此,尽快出版一本适合大学生及其周围群体阅读的,具有较强科学性、严谨性的急救科普读物显得尤为重要。为此,全国近40位急诊急救专业的专家学者根据多年的理论与实践经验,经过认真编写、严格审校以及数次修改,最终凝练出这本适合高校学生及其周围群体阅读和学习的《大学校园急救科普手册》。

　　本手册从七大部分进行系统阐述,包括急救系统、现场急救基本技能、常见外伤急救、突发急症的急救、特殊意外事件的急救、中毒的急救、避险逃生急救共50个章节,多数章节内容从认识疾病或症状入手,依次从发生原因、现场如何自我处理、医院如何专业处理、生活预防等方面进行介绍,以图文并茂的形式和通俗易懂的文字帮助读者更好地了解和掌握急救应急知识和技能。需要特别提出的是,各章节中关于医院如何进行专业处理的内容,从医务人员根据患者情况会进行的检查、化验、鉴别诊断等方面进行科普,目的是帮助读者进行初步的科学处理,但此部分属于临床专业内容,生活中不可完全照搬照用。

　　在本手册编写过程中,得到了中国医学科学院北京协和医院、解放军总医院第四医学中心、解放军总医院第七医学中心、郑州大学第一附属医院、天津医科大学总医院、河南省人民医院、哈尔滨医科大学附属第二医

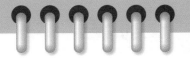

院、吉林大学第一医院、兰州大学第二医院、宁夏医科大学总医院、南昌大学第二附属医院、河南科技大学第一附属医院急诊急救专业各位专家的大力支持,在此深表谢意!限于水平,难免有疏漏和不足之处,敬请读者批评指正。

主　编:朱长举　朱华栋　柴宇霞

2023 年 8 月

目 录

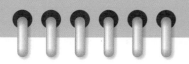

急救系统

现场急救基本技能

常见外伤急救

突发急症的急救

特殊意外事件的急救

中毒的急救

避险逃生急救

急救系统

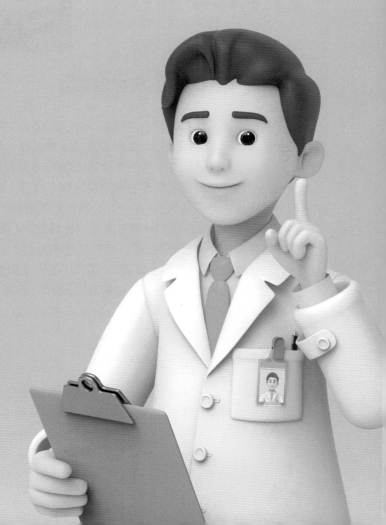

一、您了解"120"吗

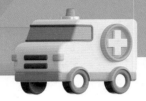

众所周知,我国统一的院前急救电话号码是"120",拨打"120"是一种简便、快捷的呼救方式。当大家在医院外发生意外需要急救时,随时可以拨打急救电话"120"。但是,"120"的前世今生,急救中心的职责及标志的含义是什么?我国和河南省急救系统模式都有哪些?您真的了解吗?

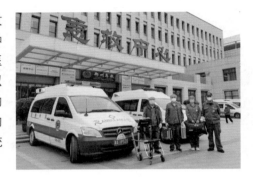

01 "120"的前世今生

从新中国成立初期至今,院前急救在我国的发展经过了"早期、运转、进展"三大阶段,经历了由小到大、由弱到强的发展过程。新中国成立初期仅在北京、上海等几个大城市设立单纯的急救站。1986年我国邮电部、卫生部根据国家通信网自动电话编号国家标准的有关规定及急救工作的需要,决定中华人民共和国急救呼救的电话号码为"120"。之后国内其他城市相继建立院前急救医疗体系。2014年,国家卫生和计划生育委员会通过了《院前医疗急救管理办法》,旨在加强院前医疗急救管理,规范院前医疗急救行为,提高院前医疗急救服务水平,促进院前医疗急救事业发展。2020年国家卫健委等九部委发布的《关于进一步完善院前医疗急救服务的指导意见》提出,到2025年我国"120"急救电话开通率要达到100%。

02 急救中心的职责

急救中心是国家公共卫生医疗救治体系的重要组成部分,既要满足日常为人民群众提供急救医疗服务,也要承担各类突发事件、重要会议及活动的紧急医疗救援和应急保障任务。急救中心是城市建设的重要部分,其功能主要是履行政府的公共卫生服务职责。

03　急救中心标志的含义

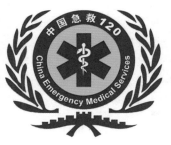

在整个急救中心的标志中,蛇杖表示救死扶伤的爱心;蛇杖周围交叉的六条臂,代表生命之星,象征着急救医疗服务的六大功能,即发现、报告、反应、现场抢救、监护和转运救治;周围的橄榄枝代表生命、顽强。

04　我国急救系统模式

我国院前急救尚无统一的模式,目前仍为多种模式并存,大致可以分成5种类型。①综合型:是国内大部分急救中心的运行模式。急救中心拥有院前急救指挥调度权,采取"直属急救站+网络医院"模式,即直属急救站的人、财、物等资源归急救中心所有,在站点急救半径外的地方,由网络医院配备人员、车辆接受急救中心的调度执行院前急救任务。②独立型:急救中心配备业务人员(司机、专业医护人员)及车辆,为独立的医疗卫生机构,既有院前急救的指挥调度权,又有人、财、物等资源的调配权,按照地理区域,以派车半径为原则,设分站及站点,与有关医院紧密配合,形成院外由急救中心负责、院内由医院负责的急救网络,如北京、上海。③指挥型:由"120"指挥中心统一调度,指挥中心不配备急救人员和救护车,只负责院前急救的指挥调度,依据就近派车、紧急救治的原则,指挥就近急救站出车,如广州、深圳、郑州。④依托型:将院前急救工作依托于一家医院,由医院的门(急)诊负责统一派车和救护,既有院前救护又有院内救护,如重庆、海南。⑤消防结合型:此种急救模式由消防机构负责院外急救任务,同时也包括重大事故的救援任务,如香港。

05　河南省急救系统模式

河南省的院前急救模式特点为:统一指挥,就近出车,分散布点,分层急救。由各地市紧急医疗救援中心("120"指挥中心)进行统一指挥,各网络医院设立急救站,就近调配急救车辆。急救中心(站)应设在区域的中心地带或人口密集区。要求车辆出入方便,尽量靠近大型综合医院、市区,服务半径一般在3~5千米,郊区、县在10~15千米。

06　拨打"120"后救护车多久才能到达

　　由于国内各省市急救系统模式不同,不能一概而论。河南省各地市以"指挥型"居多,本书以河南省为例。根据国家卫健委《关于进一步完善院前医疗急救服务的指导意见》要求,"120"电话 10 秒接听率需>95%。因此,当您拨打"120"时,您所在城市"120"指挥中心调度员会在 10 秒内接通电话,之后指挥中心会与距离您最近的急救站取得联系,急救站在接到调度指令后 3 分钟内出车前往您所在的地方,具体到达时间需根据路程的远近及路况决定。

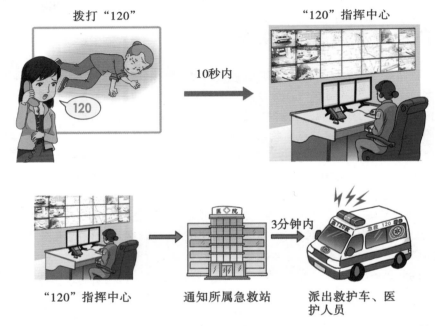

拨打"120"　　10秒内　　"120"指挥中心

"120"指挥中心　　通知所属急救站　　3分钟内　　派出救护车、医护人员

　　安全是校园工作的重点。作为当代大学生,应了解急救生命线,掌握急救技能,学会常见疾病的预防和自救,提高自救、互救能力,把自己的生命线紧握在手中。

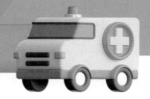

众所周知,"120"急救电话被誉为"生命热线"。我们遇到有人突发疾病或者伤情严重危及生命的情况,一般会拨打"120"急救电话进行求助。而快速、有效地拨打"120"急救电话很重要。下面将教会大家如何正确地拨打"120"急救电话。

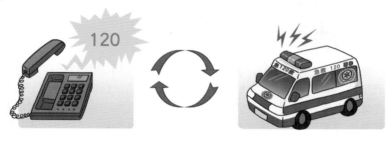

01 哪些情况可以拨打"120"

不是说只要患病就可以拨打"120"。"120"负责日常急救、大型突发公共卫生事件、事故的紧急救援等。生活中当遇到昏迷、胸痛、呼吸困难或气促、抽搐等急危重症,发生创伤、中毒及经药物治疗后体温仍持续高于38.5摄氏度且超过3天,原有基础疾病明显加重且不能控制,特殊人群如婴幼儿、孕妇等出现突发症状等,均应及时拨打"120"急救电话。一般的感冒、腹泻等可自行前往医院处理。

02 正确拨打"120"的方法

(1)说病情:用简洁的语言说清楚患者的病情。当电话接通后,保持冷静,告知接线员姓名、性别、年龄、目前的状况、持续时间。

遇到外伤时,可按照"何时+何因+何部位+何情况"的顺序描述病情,如5分钟前因车祸引起右腿骨折。

遇到非外伤时,可按照"何部位+何情况+持续时间"的顺序描述病情,如胸部持续疼痛30分钟。

有大批伤员时,还要说明人数及现场状况,以便"120"调度员能够准确判断情况,派出足够的救护车赶往现场进行救援。

如因紧张而不知如何描述,冷静跟随调度员的指令回答问题即可。不要急于挂断电话,待"120"调度员确认无疑问后方可挂断。

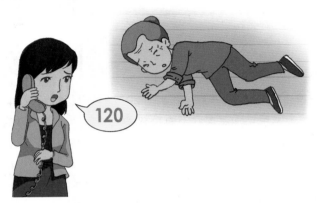

(2)说地址:拨打电话时,要保持冷静的态度,用简洁的语言告知调度员患者所在的地址。一定要说清楚事发地的详细地址,地址越详细越好!首先,要报清楚所在城市及所在区域;其次,报清楚具体道路、具体小区,地点一定要醒目易找。特别需要提醒的是,目前综合性大学大多拥有多个校区,且校区之间距离较远,电话中务必讲清楚是哪个校区,避免目的地指引错误。同时明确在该校区内哪个宿舍楼、几层、宿舍号,以节省寻找时间。如果不清楚所在区域或由于自身身体状况不能表达时,可寻求周边当地人帮忙说清具体位置,如若周围没有当地人时,可以通过手机上的地图软件等寻找位置或打开微信通过发送位置的方式寻找自己的具体位置。

(3)保持电话通畅:拨打"120"时所用的电话号码是急救人员与您联系的唯一号码,必须保持电话通畅。如您与患者不在一起,应向"120"调度员说明情况,并告知能够联系上患者并保持通畅的电话号码。

03 安排人员接应救护车

为便于救护车快速地找到患者,最好安排一位家属、同学或朋友出来迎车,见到救护车后挥手示意,带领医护人员前往患者所在地。在等待的过程中,可准备好患者的身份证、医保卡等,以便就诊。等待过程中,密切关注患者的病情变化,不要轻易将患者扶出或抬出,以免加重病情。

04 特别提醒

（1）"120"急救电话是一条生命热线，急救资源是有限的，任何人都应该珍惜节约急救资源，不可随意甚至恶意拨打急救电话，合理有限拨打"120"，让急救资源能够真正地为需要急救的患者服务。

（2）在拨打"120"时，要调整好心态，不要哭哭啼啼、语无伦次。如果不知道该怎么描述，可跟随接线员的节奏，接线员问什么，您回答什么。

（3）救护车在出车时，会拉响警报，请社会车辆注意让行，便于尽快将患者送至医院。

（4）"120"急救的原则是就近、救急，专科对应。如果病情允许可以考虑家属或患者意愿，选择送往指定医院。

（5）"120"不是免费的。收费依据当地政府制定的医疗行业收费标准中的相关条目规定，一般包括出诊费、出车公里数等。

（6）所有固定电话和手机均可拨打"120"，即使通信工具欠费或没有安装手机卡，也可以拨打。

（7）部分偏远区郊县没有开通"120"，院外的急救一般由当地的区县医院负责，这些医院会向社会公布专用急救电话号码。患者可以根据实际情况拨打这些急救电话或通过114查号台查询当地区县医院急诊电话。

（8）大学生在校园内发生身体不适时，应及时告知辅导员。拨打"120"后，在等待期间请辅导员或同学在旁陪伴，避免独自一人发生意外，千万不要由于不好意思麻烦同学，而独自留在宿舍。

学会正确拨打"120"，能够有效提高沟通效率，让患者获得更加及时、有效、快速的救援，提高抢救成功率。

三、为什么自救互救至关重要

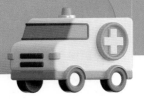

我国人口众多、幅员辽阔,大多数乡镇的专业抢救组织仍不完善,抢救能力和器材有限。即使是在急救制度比较完善的发达国家,虽然专业急救队伍很充足,但因为受道路、场地、天气等各种因素的干扰,目前也无法确定在急救的"黄金时间"抵达事故现场。所以,当面临各类伤病灾难和突发状况时,自救互救是很及时、可行的救助手段。

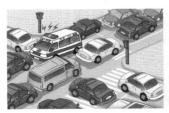
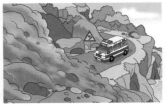

01 为什么要进行自救互救

在发生严重创伤时,如果不尽快控制大出血,很快会出现失血性休克,严重者在 1 分钟左右就会出现心搏骤停。研究资料显示,全世界因各类意外事故致死者每年约 350 万人,在事故发生后 10 分钟内死亡者约 87.5 万人,死亡的原因主要是大出血和气道梗阻导致的窒息,其中有 2/5 的死者可以通过普通人进行自救互救(如止血、解除气管异物)来挽救生命。

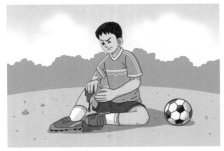
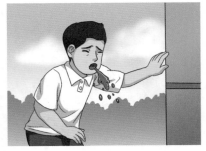

呼吸道出现梗阻后4~6分钟就会心搏骤停,而呼吸、心搏骤停4~6分钟,脑细胞就会发生不可逆性损伤,黄金抢救时间只有4分钟,有效抢救时间窗只有10分钟左右,抢救每延迟1分钟,成功率将下降10%左右。如果呼吸、心搏骤停10分钟以后开始抢救,患者几乎无存活的可能性。只有尽快进行抢救,才能最大可能保存一个具有良好心、肺、脑功能的生命体。

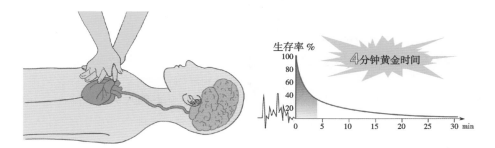

在出现这些突发情况时,专业的抢救人员由于受到交通、环境、气候等各种客观因素的制约,反应时间往往都较长,通常不能在4~6分钟内到达现场。如果目击心搏骤停患者,立即进行抢救,除了现场直接抢救成功外,还可能把10分钟左右的时间窗延长到20分钟左右,在延长的时间窗内急救人员就有可能赶到现场。因此,在急救人员到达前的每分每秒都生死攸关,此时如果能采取止血、解除气道梗阻、进行心肺复苏等急救措施,就能够为患者的抢救争取更多的时间。

02 我国自救互救现状

目前我国民众的安全意识、应急避险和自救互救意识及技能存在明显不足,"不敢救、不会救"现象普遍,由此引出的问题也日益突出。

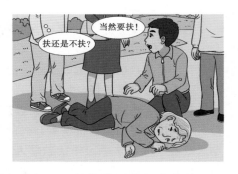

在我国,每10秒约有1人因心脑血管疾病死亡,而现场抢救成功率不足1%。分析原因发现,并不是因为医疗技术水平落后,而是缺乏受过急救知识培训及技能训练的民众。在发达国家,受过急救知识和技能培训的民众占普通民众的1/15~1/8。欧洲国家在遇到这种情况时,"第一目击者"会现场及时进行心肺复苏,35%~40%的心搏骤停患者可通过及时的心肺复苏转危为安。因此,提高民众的自救互救能力,使他们在面对突发情况时避免出现茫然无措、不会自救、不敢互救、害怕救错、因救致残等情况的发生。

03　增加自救互救培训，提高自救互救能力

　　掌握一定的急救常识就可以自救互救，就能为专业急救争取更多时间。因此，民众应树立自救互救意识，加强急救知识学习，掌握自救互救技能。国家为了普及急救知识，提高广大人民群众的自救互救能力，每年 10 月 10 日 10 点 10 分在全国统一开展"急救白金十分钟——全国自救互救日"科普文化活动。我们可以抓住此机会，学习急救知识和技能以增强自救互救能力。另外，学校也可通过开设讲座、选修课以及急救技能培训等方式来强化学生的急救知识及技能，并将不同职业比如煤矿、化工、电力、毒气泄漏、煤矿瓦斯爆炸等的风险因素、避难自救知识和技能，融入高校学生的专业课程中进行更专业化的知识普及，从而提高学生自救互救意识和能力。

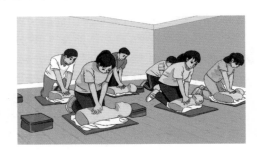

04　现场救护行为受法律保护

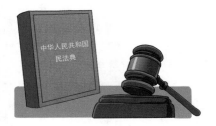

　　遇到他人突发危急重症时，该不该救？《中华人民共和国民法典》第 184 条规定：因自愿实施紧急救助行为造成受助人损害的，救助人不承担民事责任。《中华人民共和国民法典》并对受助人的责任和义务进行规范。明确规定受助人捏造事实、诬告陷害救助人或者采取非法手段干扰救助人正常生活的，由公安机关依法按照治安管理处罚的规定处罚。这为现场救护提供了法律保障。

05　作为大学生我们该怎么做

《健康中国行动（2019—2030 年）》中提出了健康知识普及行动，每个人是自己健康的第一责任人。我们大学生作为新时代的接班人，是国家未来的希望，更应该响应党的二十大的号召，增强社会责任感，践行"健康中国行动"发展战略，积极主动学习急救知识及技能，增强自救互救能力，形成"人人学急救、急救为人人"的良好社会氛围。

现场急救
基本技能

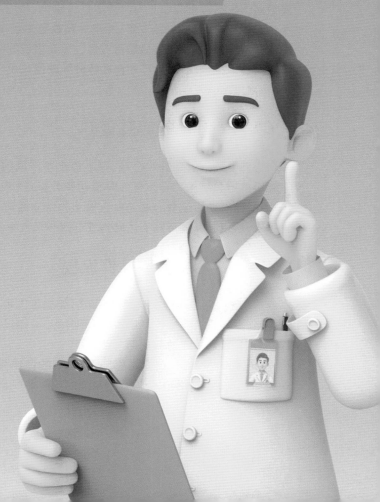

四、心肺复苏

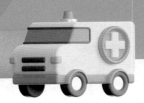

在我国,每年发生心源性猝死的人数高达 54.4 万,其中 70%~80% 的心搏骤停发生在生活场所,约 80% 的患者在医务人员到达前死亡,第一目击者心肺复苏实施率只有 4.5%,而心搏骤停急救成功率不到 1%！研究显示,心搏骤停 4 分钟后,大脑发生不可逆损害！在"黄金 4 分钟"内,第一目击者实施心肺复苏(cardiopulmonary resuscitation,CPR)是抢救生命最为有效的办法。

有同学可能会认为心搏骤停是高血压、糖尿病、冠心病患者的专属,离我们还很遥远。事实真的如此吗？答案是否定的,校园也是心搏骤停的高发场所之一。2022 年 10 月 22 日下午,北京一高校男生在足球赛场上突然倒地,呼之不应、呼吸逐渐衰弱。幸运的是两名经过急救培训的同学也在赛场,该男生被判断为心搏骤停,经过心肺复苏和自动体外除颤器(automated external defibrillator,AED)除颤后恢复了意识。

01 什么是心肺复苏

心肺复苏指的是针对心搏、呼吸停止所采取的胸外按压(或其他方法)、人工呼吸的抢救措施。心肺复苏时借助胸外按压(或其他方法)可以形成暂时的人工循环,有助于恢复心脏的自主搏动和血液循环,人工呼吸可以代替、帮助自主呼吸,所以心肺复苏能够达到恢复苏醒和挽救生命的目的。

02 心肺复苏操作流程

(1)脱离危险环境:在特殊情况下,如施工工地、事故现场、一氧化碳中毒的室内、低温环境、雷/电击环境、水淹环境等,请你记得保证自身安全是施救的前提,脱离危险环境是急救的第一步。

(2)判断:当张三在你面前倒下,善良的你作为第一目击者的反应是施救。如何尽快判断是否发生心搏骤停？请你冷静地按照以下步骤进行。

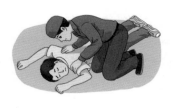

第一步:判断意识。轻拍双肩,在其耳边高声呼喊,如"喂喂/(张三),能听到我说话吗?"

第二步:判断呼吸和心跳。用5~10秒,扫视其胸廓是否有起伏。同时,

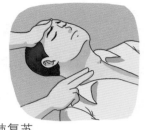

一只手示指和中指并拢,将指腹置于其气管正中部(喉结)旁开两横指凹陷处,感受是否有搏动。

当你发现对方呼之不应、呼吸停止或不规则,触及不到脉搏搏动时,即可判断为心搏骤停,请立刻实施心肺复苏。

1.不是所有的倒地者都需要心肺复苏,低血糖、低血压或者脑血管意外也会发生晕倒。

2.可以通过默数"1001、1002、1003……"代替看秒表,每4个音节大约是1秒。

3.判断呼吸时,若间隔很长时间呼吸一次,表示患者可能出现濒死叹息样呼吸,是无效呼吸型态,视作呼吸停止。

(3)呼救:心肺复苏前,请记得邀请同伴或者周围人帮忙正确拨打"120",并请他们在周围查找是否有 AED。

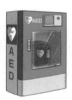

1.如何正确拨打"120"?请在拨打电话时,保持冷静,并准确告知详细地址;简要描述病情并保持电话畅通,拨打电话者请留在现场不要离开;拨打救援电话后安排人员到约定地点候车,见到救护车时请主动示意。

2.AED:一般会以红色、黄色、绿色等明亮鲜艳的颜色放置于购物中心、地铁站、机场、体育馆、学校等公共场所。

(4)实施复苏:心肺复苏的实施步骤是胸外按压—开放气道—人工通气,有一个简单记忆方法是"C—A—B",分别是 circulation、airway、breathing 的首字母。

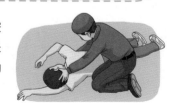

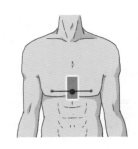

第一步:胸外按压

平卧:胸外按压前请在保护张三脊柱的前提下,使张三平躺于平整无弹性的地面或者床面上,解开张三的衣领、腰带,暴露胸腹部。

位置:画重点!正确找到按压部位是关键之一。标准答案是胸骨中下段。当然,对于非医学专业学生这显得过于专业,更为简单的方法是,请您找到两乳头连线的中点。

按压姿势:请您一只手叠放在另一只手手背,十指交叉,掌根置于刚找到的位置,依靠上半身的力量垂直下压。画重点!手臂必须伸直,不能弯曲,按压后迅速抬起使胸廓充分回弹,掌根不能离开按压位置的皮肤。若张三为儿童,施救者应单手或双手掌根按压胸骨下 1/2 处(两乳头连线中点处)。若张三为婴儿,单人施救使用双指按压,双人施救使用双手环抱法,拇指同样置于胸骨下 1/3 处。

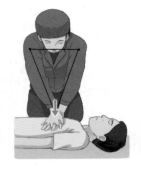
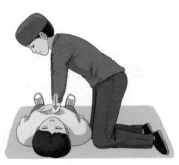

按压深度与频率:施救者应以每分钟 100 ~ 120 次的频率,胸骨下陷 5 ~ 6 厘米的深度进行按压。若张三为儿童,按压频率与成人一致,按压深度应大于胸廓前后径的 1/3。

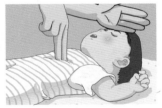

 小贴士

1. 特殊情况下,若张三因低温环境导致心搏骤停,请将其置于温暖的室内或用衣物为其保暖。若张三游泳时发生心搏骤停,也请在浅水区或岸上直接进行胸外按压,因为大多数淹溺者只会吸入少量的水。

2. 按压时以正常语速在心里默数 "01、02、03……" 每两个音节约 0.5 秒,以指导自己按压频率每分钟大约为 120 次。

第二步：开放气道

清理气道：清除张三口鼻中的异物，如义齿、分泌物、泥沙等。

开放气道：在确保张三没有颈椎受伤的情况下，用抬头举颏法。即站在张三的一侧，一只手按压额头让他后仰，另一只手的示指与中指指尖托起下巴上抬，当下颌角与耳垂连线垂直于地平线时，气道就得以充分开放。

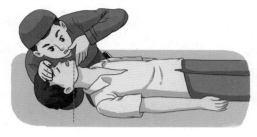

若张三有可疑颈椎损伤，可用双手托颌法开放气道，即站在张三的头部能够看到脚尖的方向，将两手拇指置于张三口角旁，其余四指置于颌下，均匀用力，使得张三的下齿高于上齿即可。

第三步：人工通气

请你用示指和拇指捏住张三鼻翼，将自己的嘴巴完全包住张三的口唇，然后把气体缓慢吹入张三口中；若张三牙关紧闭或口唇受伤，稍抬张三下颌使口闭合，用自己的嘴巴包住张三的鼻子，把气体缓慢吹入张三鼻中。

吹气的时间应持续1秒，吹气后，松开捏住鼻翼的手，观察张三的胸廓，若能看到胸廓起伏则证明通气成功一次。每30次胸外按压后，请立刻进行2次人工通气，不可多次吹气或大量吹气，防止张三发生过度通气；若张三为儿童，应在每15次胸外按压后进行2次人工通气。

小贴士

1. 气道梗阻后发生心搏骤停并不罕见，所以在发生心搏骤停前尝试采用海姆立克法解除梗阻；若异物无法清除，张三出现意识丧失的情况，请立即开展胸外按压，并在每次人工呼吸前检查是否有可视异物因按压冲击出现在口腔中。

2. 在进行人工通气时，若不见胸廓起伏，请你尝试再次开放气道，避免因气道打开不充分影响通气效果。若两次人工通气都不成功，请你继续胸外按压，中断时间不可超过10秒，避免影响心肺复苏成功率。

3. 若担心心搏骤停的人有传染病或不想实施人工通气，施救者可以单纯地进行持续胸外按压，不做人工通气，即徒手心肺复苏（Hands-only CPR）。施救过程中，在遵循个人意愿前提下，可以用口罩覆盖施救对象口鼻实施人工通气，减少个人感染的风险。

请注意：作为非专业施救者，请你持续进行 CPR 直至获得 AED 或者专业医务人员到达现场，不应为检查患者是否恢复呼吸、心跳而随意终止按压。

小贴士

如果我给别人做心肺复苏，会不会被讹？

不要担心，有法律可以保护我们！《中华人民共和国民法典》第 184 条：因自愿实施紧急救助行为造成受助人损害的，救助人不承担民事责任。

03 年轻人该如何预防心搏骤停

心搏骤停不仅仅发生于有心脏疾病的人群，过敏、药物中毒、触电、过度劳累、长期熬夜、超量运动等均可能引起心搏骤停。年轻人在日常工作与生活中如何早期识别和预防心搏骤停？

（1）超负荷运动，出现胸闷等症状时应停止：运动场上发生心搏骤停并不少见，尤其日常不锻炼的人，超负荷运动会引起心脏供血不足而引发心搏骤停。如果在运动中出现胸闷、呼吸困难、胸痛等症状，则应立即停止运动，稍作休息。日常应养成适量、规律的运动习惯。

（2）避免过度劳累、长期熬夜：现代化进程不断发展，越来越多的年轻人存在脑力劳动过度、生活不规律、长期熬夜、精神高度紧张等现象，常引起或加重冠状动脉痉挛，而导致心搏骤停。因此，需要保证良好睡眠，避免过度劳累，最好在晚上 11 点前睡觉，中午短时间午休，让心肌得到"滋养"。

（3）有心脏基础疾病史者应警惕：有高血压、冠心病、心肌梗死发作、先天性心脏病、接受过心脏手术、心肌病等病史的人，皆为心搏骤停的高危人群。除了遵医嘱用药，控制好基础病外，还应养成良好的生活习惯。

心肺复苏是一项重要的基本生存技能，希望年轻一代掌握它，在需要的时候能够应用它！

五、"救命神器"AED

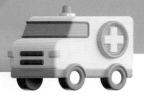

2021 年 6 月 13 日,丹麦与芬兰的欧洲杯小组赛在哥本哈根公园球场举行。比赛进行到 42 分钟左右,丹麦中场核心埃里克森在无对抗的情况下突然倒地,昏迷不醒。球队医疗小组就地展开教科书式急救,经过大约 14 分钟的抢救,终于把他从死神手里拉了回来。这惊心动魄的 14 分钟内,队医都做了什么呢?让我们一起来回顾一下:第 8 秒,队医抵达现场;第 37 秒,携带急救设备的医务人员冲进场地;第 52 秒,AED 设备抵达;1 分 36 秒开始,医务人员持续进行心肺复苏;8 分 08 秒,埃里克森情况好转;13 分 12 秒,埃里克森恢复自主呼吸,而后在医护人员及队友的护送下,由担架抬离场地送往医院。

在心肺复苏时,特别是公共急救时,AED 经常被提及。普及急救知识,增设 AED 设备,是建立公共急救体系的重要环节。AED 也被称为"救命神器"。那么,究竟什么是 AED?它有什么作用?如何使用?

01　什么是 AED

AED 全称为 automated external defibrillator,中文称为自动体外除颤器,也被称为"救命神器"。AED 是一种电脑化装置,可自动识别需要电击的致死性心律失常并且给予电击除颤,使心脏搏动节律恢复正常,脱离生命危险的一种便携式急救设备,用于抢救突发性心脏停搏者。当患者发生心室颤动(室颤)或无脉性室性心动过速(无脉室速)等致死性心律失常时,心肌纤维在颤动,无法形成同步心脏收缩,泵出心脏内的血液到全身。此时相当于心跳停止,是触摸不到脉搏的。AED 可以给予电击,使心肌纤维停止颤动并"复位",这样它们就可以在同一时间点开始收缩,恢复窦性心律。

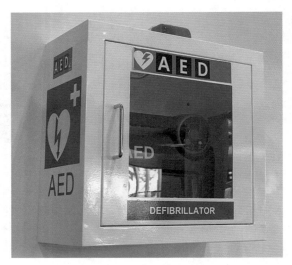

　　AED 是一种便携、易于操作的现场急救设备。它最大的特点是不需要使用者具备判读心电图的能力,只需根据 AED 自带的语音提示进行操作,就可自动识别、分析心电图,完成除颤。

02　AED 为什么被称为"救命神器"

　　患者从倒下到除颤的时间间隔,是室颤或无脉室速导致心搏骤停者能否存活的关键因素之一。2017 年,权威医学期刊 *Circulation* 发布了一篇研究,研究表明对心搏骤停者在 1~2 分钟内进行电击,抢救成功率高达 90%,每延迟 1 分钟,成功率就会递减 7%~10%。心肺复苏和 AED 联合使用,更能为心搏骤停者争取"黄金 4 分钟"的抢救时间,是心搏骤停最有效的抢救方法之一。因此,越早开始除颤,抢救成功率越高。

　　AED 操作简单,非医务人员接受简单培训就可以完全掌握。在国内外的大型广场、火车站、地铁站、飞机场等人员密集场所都配置了 AED,并且醒目地附有简单明了的操作步骤。如果有人出现了心搏骤停,使用 AED 电击心搏骤停者,配合心肺复苏能极大地提高急救成功率,直到医务人员到达给予专业的抢救措施。因此,结合 AED 的诸多优点,AED 被称为"救命神器"。

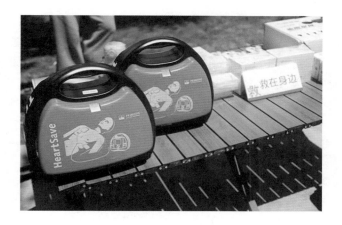

03 如何正确使用 AED

AED 的使用并不复杂,打开 AED 并根据语音提示即可进行急救,具体操作步骤如下。

(1)打开 AED 的盒子,找到电源开关,按下开关,根据 AED 的语音提示进行下一步。

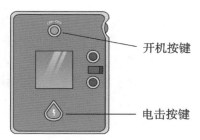

开机按键

电击按键

(2)找到 AED 里的两个电极片,根据标识将电极片贴在相应位置,贴电极片时要注意不能有衣服遮挡。

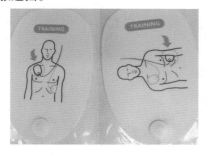

(3)等待 AED 分析心律,需要 5~15 秒。需要注意的是,施救人员要避免接触患者身体,以免干扰对心律的分析。

（4）当心律分析结果为室颤时，AED 进行充电，充电完成后按下"电击"按钮进行除颤，除颤后要继续进行心肺复苏。如果患者没有发生室颤，AED 不会做出除颤提示。需要注意的是，在电击的一瞬间可能会导致患者全身抽动。

AED 使用非常简单，操作步骤可以简化为：打开 AED→粘贴电极片→按AED 语音提示操作。

04 AED 有哪些使用注意事项

（1）AED 在电击的瞬间可以释放 200 焦耳的能量，在按下"电击"按钮的时候要远离患者，并告诫任何人不得碰触、靠近患者。

（2）在水中时不能使用 AED。如果患者胸部有汗水，需要先擦干胸部再使用 AED。

（3）除颤后患者一般无法立即恢复有效灌注心律。因此，在 AED 除颤后要继续进行 5 个循环的心肺复苏。

（4）当患者被移动或转运时尽量不要按 AED"分析"按钮。因为移动会干扰心律分析，有可能导致 AED 误判患者出现室颤心律。

（5）如果粘贴电极片的皮肤部位毛发太多，AED 电极片可能无法粘贴到皮肤，可以使用 AED 配备的剃刀剃掉毛发后再粘贴。

（6）如果患者胸前区粘贴 AED 电极片的地方有硝酸甘油、芬太尼、止痛膏等药物治疗贴片，不要将电极片粘贴在药物治疗贴片上。因为药物治疗贴片可能会阻碍 AED 电击能量的释放，甚至造成皮肤灼伤。在不延误电击的前提下，可以去除药物治疗贴片并将该区域皮肤擦拭干净后再粘贴 AED 电极片。

六、生命的拥抱
——海姆立克急救法

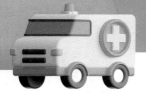

如果您身边的家人、同学、朋友突然猛烈咳嗽、面色发红、呼吸困难、无法发声，这时你该怎么做呢？如果上述情况是在进食时出现，多数情况可能是异物梗阻气道引发的，应该立即施行海姆立克急救法。

在了解海姆立克法之前，让我们一起了解下什么是气道异物梗阻。当液体或者固体异物不小心进入气道中就可能引发气道异物梗阻。如果是固体异物，且没有在 1~2 分钟内移除，人可能就会出现无法呼吸、无法说话、面色发红甚至发绀。如果是一名成人，此时通常会将手放至颈部并尝试将异物咳出。

确认患者为气道异物梗阻时，我们应立即对其施救，协助其将异物排出，恢复气道通畅。这一施救过程我们用到的急救方法被称为腹部冲击，又名海姆立克急救法或海姆立克法。"海姆立克急救法"得名于美国医师亨利·海姆立克博士，他在 1974 年首次向大众讲解了这种方法。其原理是用手向膈肌施加压力，压缩肺部冲击气道，从而将异物排出。

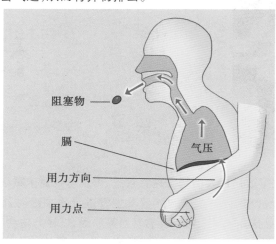

海姆立克急救法原理

以下将为大家介绍气道异物梗阻时的处理方式以及海姆立克急救法的详细施救步骤。

01　轻度气道异物梗阻

当有人发生气道异物梗阻但仍能呼吸时,应立即询问他是否噎到,然后鼓励其用力咳嗽,切勿干扰他的自发性咳嗽和呼吸。如无改善,应立即拨打"120"。此时还应避免拍打他的背部,更不能让他喝水。

02　重度气道异物梗阻

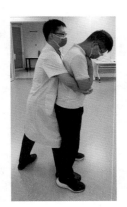

当有人出现咳嗽困难、无法呼吸或呈现缺氧状态时,请立即询问是否噎到。若他无法发出声音或响应,需即刻施行海姆立克急救法。同时,立即拨打"120"求救。海姆立克急救法步骤如下。

(1)成人:具体步骤如下。

1)立即至患者后方双脚呈弓箭步,前腿膝盖置于患者胯下,上半身靠近患者或贴紧背部以防患者跌倒。

2)一只手握拳,拳眼面向腹部,抵住剑突尖端下方(约肚脐上缘);另一只手抱住放好的拳头,然后朝向病人的后上方快速、重复推挤,频率约一秒一次。同时应随时留意是否有异物吐出。

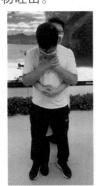
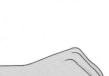
一只手握拳　　　另一只手包住拳头
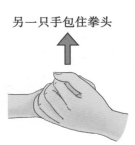

一岁以上儿童适用成人海姆立克急救法,力度可视需求减小。

(2)孕妇、肥胖者:当孕妇或肥胖者发生气道异物梗阻时,因孕妇不适合在肚脐上缘施力、肥胖者肚脐上缘不容易着力等原因,施救方法会有些许不同。

此施救法也称"胸部冲击"法,其施救姿势和步骤与成人方法相同,不同之处是将施力点改于胸骨与两侧乳头连接交会处,快速用力挤压。

(3)一岁以下婴儿:婴儿发生气道异物梗阻时,如为轻度气道梗阻,患儿常有良好的气体交换,无呼吸困难及面色发紫,咳嗽时可能有高调的喘鸣音,此时应立即拨打"120",不要干扰患儿自己咳出异物的尝试,但需要严密观察患儿情况,随时给予施救。

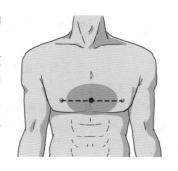

如患儿出现重度气道梗阻,常有呼吸困难,咳嗽微弱、无力或者完全无咳嗽,吸气时出现尖锐的喘鸣或者完全无声音,随之患儿会出现面色发紫。施救者或家人应立即拨打"120",再遵循"击背压胸法"施救。

其步骤如下。

1)使婴儿双腿跨坐在施救者的手臂上,面部朝下,将头部放低。用一只手托住婴儿的颧骨、下颌及胸颈,注意不要盖住口鼻。

2)另一只手的掌根用力推打两肩胛骨之间5次,并随时注意有无异物吐出。

3)再将婴儿翻面朝上,一只手托住婴儿后脑勺,另一只手的两指放于婴儿两乳头连线中点往下约一指处,注意避开腹部以免压迫肝脏。用力按压5次,深度约4厘米,频率约为一秒一次。

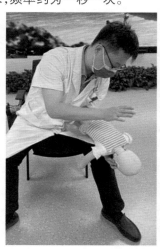
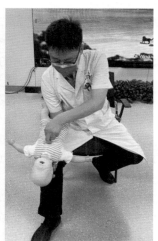

4)用手指拨开婴儿嘴巴,检查有无异物吐出。

5)重复以上步骤,直到异物吐出。

03 患者失去意识

若异物无法排除,且患者意识丧失而瘫在施救者身上时,应将弓箭步的前脚往后退,小心且迅速地将患者仰卧于地上,直接进行CPR(具体操作步骤请参阅心肺复苏章节)。在CPR过程中每次打开气道时,都应检查患者口中有无异物排出。

04　如何对自己实施海姆立克急救法

　　若是自己在进食时噎着，身旁又没有其他人协助时，该怎么办？以下教你自我施救的方法。

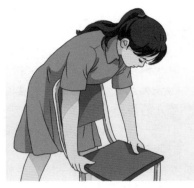

　　首先，试图用力咳嗽将异物咳出。若可以顺利咳出，则无须使用海姆立克急救法。

　　如果无法咳嗽，且无他人可帮助时，应立即对自己实施海姆立克急救法。用您的惯用手抵住剑突下方，用另一只手置于其上，两只手用力向内、向上推，重复数次。若异物无法吐出，则必须找一个固定物，如椅背、桌面、厨房台面等，高度约与您的腰际相当。以椅背为例，保持拳头在剑突下方位置，放置于椅背及身体之间，身体前倾用力抵靠椅背。此动作能有效地帮助异物吐出，可重复数次直到异物吐出为止。在施行海姆立克急救法自救时，必须保持冷静，因为恐慌会导致耗氧量增加。如异物吐出后仍有不适感，需立即就医检查。

05　如何预防气道异物梗阻

　　儿童和老人是发生异物梗阻的高危人群，平时应教导他们树立正确观念或移除危险因素，并做好饮食防护，避免气道异物梗阻而危及生命安全。做好以下几点能有效预防气道异物梗阻。

- 将食物切成小块，再给儿童或老人食用。
- 儿童吃东西时，不可奔跑、嬉戏或大笑。
- 避免让儿童接触细小的玩具或零件，如纽扣、硬币、玻璃球等。
- 食用高黏度食品（如红薯、年糕）时，要小口吃并细嚼慢咽。
- 食物或药品应小心存放，不让儿童轻易取得。
- 许多食物潜藏梗阻的危机，如果冻、葡萄、枣、花生米、硬的肉块、口香糖、糖块等，食用时需格外小心。

　　在急诊科，我们时常会遇到家长匆忙抱着气道梗阻的患儿冲进抢救室，少数及时送达的患儿得到了救治，而更多的患儿却没有机会被拯救。海姆立克急救法不难掌握，只要平时稍作练习便可掌握。我们每个人都应学习并掌握急救操作，使这些急救方法能在危急时刻派上用场，拯救宝贵的生命。当然最重要的是，应留意日常生活中的危险因素，杜绝气道异物梗阻的发生。

常见外伤急救

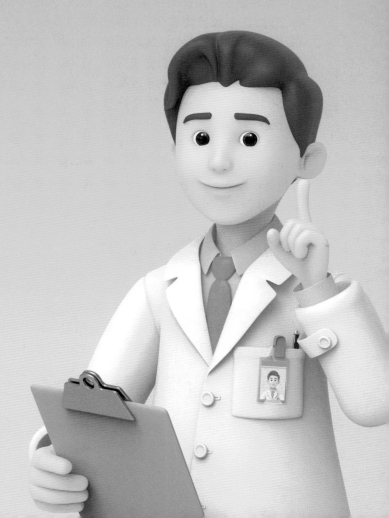

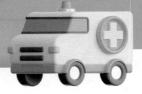

七、头部外伤的急救处理

01　正确认识头部外伤

　　头部外伤是暴力直接或间接作用于头部引起的损伤,可分为颅和脑两部分损伤。颅部包括头皮、颅骨,脑部泛指颅腔内容物,即脑组织、脑血管及脑脊液。当暴力作用于头部时,头皮、颅骨作为表面屏障首先对抗外力。如果暴力强度较小,仅引起头皮和(或)颅骨的损

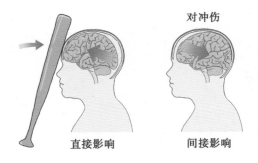

伤,而脑部可以无损伤或损伤较轻微;若暴力程度较大,则头皮、颅骨和脑组织将同时受损。若暴力是通过其他部位间接作用于头部的,可只引起脑组织的损伤,而头皮和颅骨完好无损。不仅如此,遭受暴力作用而致伤的脑组织,除了发生在直接受伤部位之外,在受损组织的周围,还将引起不同程度和不同范围的脑缺血、出血、水肿及变性等一系列损伤。

02　头部外伤的原因

　　(1)意外伤害是最常见的一种,比如车祸、跌打损伤、撞伤等,这些方式都容易使头颅部位受到猛烈的撞击,造成头部外伤。

　　(2)自然灾害,比如地震、洪水、泥石流等也会导致头部外伤。

　　(3)钝器的损害,比如棍棒、枪支、锤子等利器也可能导致头部外伤。

03　头部外伤的主要表现

　　(1)头皮损伤:包括头皮血肿、头皮裂伤及头皮撕脱伤。头皮血肿因出血部

位的不同导致其范围也不同,较小的头皮血肿表现为头皮组织的局部肿胀隆起,伴有触痛阳性,较大的血肿可蔓延至整个头部。头皮裂伤及头皮撕脱伤属于开放性损伤,可在短时间内大量出血,并伴有剧痛,导致失血性或疼痛性休克。

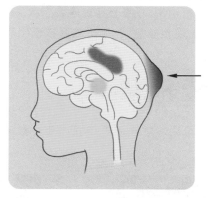

头皮局部血肿

(2)颅骨骨折:包括颅盖骨折和颅底骨折。症状主要在于骨折所致的脑、血管或脑组织的损伤,除压痛外,很少引起畸形和移位,更无摩擦音,所以骨折的直接诊断比较困难,但有血液和脑脊液从耳朵、鼻孔流出和神经受损的表现,如表情僵硬、眼睑不能闭合、耳鸣、外耳道阻塞感、听力减退、眩晕等。

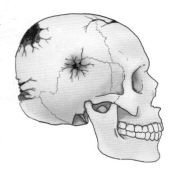

(3)脑损伤:包括脑震荡、脑挫裂伤、脑干损伤及颅内血肿等。脑震荡是脑损伤中症状最轻的,患者受伤当时即出现神志不清或昏迷,但持续时间一般不超过半小时,清醒后不能回忆受伤当时的情况,伴有轻微头痛、恶心、呕吐等症状。

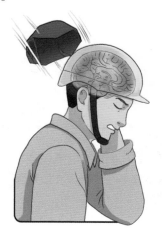

脑震荡

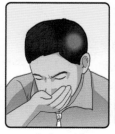

头痛、呕吐

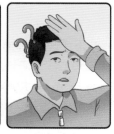

短暂失忆

脑挫裂伤、脑干损伤及颅内血肿是脑损伤中较严重的情况，一般会造成脑水肿从而引起颅内压增高症状，表现为头痛、恶心呕吐、视神经盘水肿等，生命体征则表现为血压、体温升高及脉搏、呼吸减慢。如颅内压持续性增高，继而引起脑疝，出现昏迷、瞳孔散大、对光反射消失、呼吸心搏骤停等症状，甚至死亡。另外，损伤涉及脑内某些功能区时可出现相应症状，如运动区损伤出现肢体抽搐或偏瘫，语言中枢损伤出现失语等。

04　头部外伤的现场急救措施

（1）对于单纯的头皮血肿，可用冷水浸湿毛巾或冰袋冷敷瘀血、肿胀处，消除肿胀和疼痛。

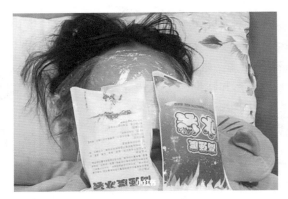

（2）头皮血供丰富，所以一般出血量比较大且出血速度较快，一旦发现头部有明显出血的情况，应立即止血。对于头皮的开放伤，可用消毒的干净纱布加压包扎止血，包扎前可选择用手指按压伤口周围搏动的血管，也可用布带压迫止血：将三角巾长的一边放在前额，拉回颈背相交后再拉回前额打平结，确认三角巾紧紧包住头皮。

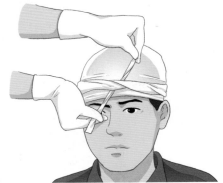

（3）对于颅底骨折的病人，如从鼻腔或耳中流出血液或脑脊液，可用消毒的干敷料或干净的毛巾等轻轻覆盖在鼻孔或外耳道孔，不要用力填塞，以免血液或脑脊液淤积在颅腔内，加重颅内高压或引起继发感染。

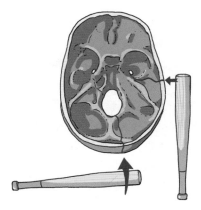

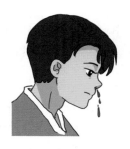

脑脊液鼻漏

（4）头部外伤引起昏迷时，患者很容易因胃肠道内容物反流进入呼吸道造成误吸。因此一般要保持侧卧位或者头侧向一边，防止呕吐以后胃肠道的分泌物误吸到气道里去，否则会引起窒息，造成呼吸骤停，要特别注意。

（5）头部外伤可能合并脊柱伤，移动不当可能进一步加重脊柱损伤，因此在搬运伤者的时候，应该保持伤者躯干水平伸直，严禁弯曲或扭转伤者躯干从而加重损伤。在紧急处理完之后，如果伤者呼吸、脉搏正常，赶快拨打"120"或者"110"，再由专业人员现场紧急处理后把伤者送到附近的医院进行抢救及专科救治。

05 头部外伤的医院处理

（1）一般治疗：卧床休息，密切监测意识、瞳孔、脉搏、呼吸和血压变化。昏迷、不能排痰者应及时进行气管插管，保持呼吸道通畅。严重者可能需要呼吸机辅助通气。避免受凉、咳嗽，给予缓泻剂疏通大便。呕吐者暂禁食、水。

（2）药物治疗：有以下几种方法。

• 脱水治疗：常用药物有甘露醇、呋塞米、高渗盐水等。在用药期间需要监测尿量、电解质等指标。

• 降温处理：通过人工冬眠药物，配合物理降温，使体温维持在亚低温状态（32~34 摄氏度），有利于减少脑组织代谢，减少脑组织氧耗量，防止脑水肿的发生与进展，保护脑神经细胞，对降低颅内压起到一定作用。

• 镇痛镇静：对情绪不稳、烦躁不安者在监护条件下可予镇痛、镇静治疗。

• 保护脑神经：神经节苷脂、胞磷胆碱、醋谷胺等药物，可能对部分患者的苏醒和脑神经功能恢复有所帮助。

（3）手术治疗：手术治疗主要针对开放性颅脑损伤、重型闭合性颅脑损伤。主要手术方式有去骨瓣减压术、开颅血肿清除术、显微镜/内镜颅内血肿清除术及凹陷性骨折整复术等。

06　头部外伤的预防

　　头部外伤能预防吗？回答是肯定的。事实上只要我们平时重视头部外伤的预防，避免各种致伤因素，头部外伤的发生率就会大大降低。

　　（1）注意交通安全，预防车祸发生：车祸是头部外伤的最常见原因，因此注意交通安全至关重要。无论是开车还是坐车，无论是长途还是短途，任何时候都要记得系上安全带。骑摩托车时请务必戴上头盔，戴头盔可以使发生颅脑损伤的危险降低63％，不戴头盔发生车祸时死亡率增加40％。避免在饮酒或服用影响注意力的药物的情况下开车。遵守交通规则，避免超速。

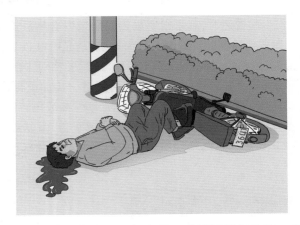

　　（2）预防运动损伤：在进行以下运动项目时需要戴好头盔。身体接触运动，如橄榄球、冰球或拳击；溜冰、滑板或滑雪；棒球或垒球运动，如击球或跑垒；骑马。进行篮球、足球等体育活动时尽量注意头部保护，摔倒时用手缓冲保护头部。

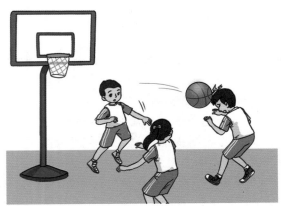

八、眼外伤的急救处理

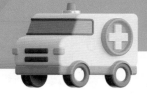

01 认识眼外伤

任何机械性、物理性和化学性的外来因素作用于眼球及其附属器,造成眼睛结构和功能的损害统称为眼外伤。如果眼外伤不能及时采用正确的措施进行急救,很可能会对眼睛造成严重的伤害,甚至致盲。大学生作为国家栋梁之材,在日常的生活中了解一些眼外伤的常识是很有必要的。

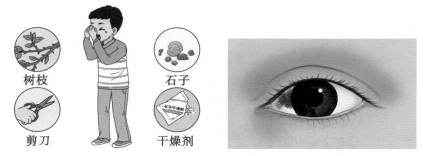

树枝   石子

剪刀   干燥剂

02 眼外伤的常见原因有哪些

由于眼的位置暴露且防护薄弱,受伤的可能性较大,常见病因如下。

(1)机械性眼外伤

● 钝挫伤:由机械性钝力引起,如砖石、球类、拳头、跌撞、车祸以及爆炸的冲击波是导致眼部钝挫伤的常见原因,严重时可导致眼球破裂。

● 穿通伤:多因刀、针、剪子、筷子、竹签、笔等尖锐物体意外刺入、切割造成眼球壁的全层裂开。

● 异物伤:常见的有金属屑、玻璃碎片、碎石、木刺、动物毛等。

(2)非机械性眼外伤

● 化学伤:化学性溶液、粉尘或气体接触眼部导致。酸性物质对眼部组织的蛋白有凝固作用,碱性物质可溶解脂肪和蛋白质,从而造成眼部伤害。

- 热烧伤:由高温液体如铁水、沸水和热油等溅到眼部引起。
- 辐射伤:如微波、红外线、可见光、紫外线、X 射线和 γ 射线等造成的眼部损伤。

03 怎么判断自己是否有眼外伤

眼外伤患者常见症状有眼部疼痛、肿胀、视力下降等,根据不同的致伤原因及眼部伤害的具体组织,表现多样。

(1)机械性眼外伤

- 钝挫伤:伤及角膜,患者可有明显疼痛、畏光和流泪,伴视力减退;晶状体损伤,患者可出现视力下降、复视(看东西出现重影)等;伤及虹膜睫状体,患者可出现视力下降、视物变形;伤及视网膜,患者视力可严重下降,甚至失明;严重者,眼球可发生破裂。
- 穿通伤:患者可出现明显的眼痛、流泪和视力下降、眼内出血等。
- 异物伤:患者可出现明显的眼部刺痛、流泪、睁眼困难、眼睑痉挛等。

(2)非机械性眼外伤

- 化学伤:可见眼睑与结膜充血水肿、眼睑皮肤可起水疱或糜烂,严重者可导致眼部组织遗留瘢痕、挛缩,角膜全层呈现灰白色或瓷白色,患者可失明。
- 热烧伤:患者眼睑可出现红斑、水疱,结膜充血,水肿,角膜轻度混浊,影响视力,严重者可发生角膜瘢痕、眼睑和眼球粘连甚至眼球萎缩。
- 辐射伤:患者眼部可有强烈的异物感、刺痛、畏光、流泪等症状。

04 眼外伤如何处理

眼外伤的致伤原因很多,处理方法也不尽相同。人们在眼睛受伤后的一些下意识举动往往是错误的,会加重病情,比如揉眼睛、压迫眼球以及随意使用滴眼液等。因此,对不同类型眼外伤后的早期处理措施的掌握极其重要。另外,眼外伤后如果出现眼睛红肿、眼内异物无法排出、视力受到影响、疼痛畏光等情况,不宜自行处理,要及时拨打"120"或紧急至医院处理,以免贻误病情。

(1)化学物灼伤:立即用生理盐水或纯净水冲洗眼睛,用手指将眼皮撑开,愈大愈好。甚至可将头部放在水龙头下,让水直接冲洗眼睛,至少持续 15 分钟,同时尽可能转动眼球。冲洗后立刻送医院救治。

(2)眼内异物:眼内有微粒时,绝不可揉擦眼睛或者用嘴吹眼睛。可闭眼或眨眼几次,让

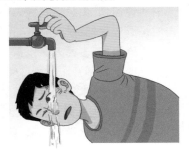

异物随泪液流出；也可使用生理盐水或冷开水冲洗，或用消毒棉签、干净的毛巾浸生理盐水轻轻擦去异物。若异物仍然存在，要闭住眼睛，尽快送医院眼科由医师处理。

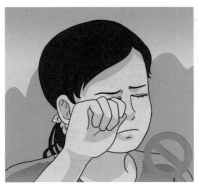

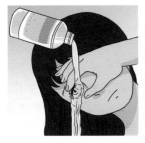 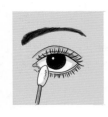 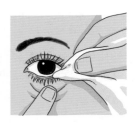

（3）眼睛撞伤：立即给予冰敷，大约15分钟，眼部制动休息，可减少疼痛及肿胀。若眼眶变黑或视力模糊，可能是眼球内出血或其他伤害，需立刻送医院请眼科医师检查治疗。

（4）眼球破裂：以纱布将眼部轻轻包扎，让患者保持眼球固定，尽量减少眼球转动，然后立刻送医院。不可用清水清洗，不可随意涂抹眼膏，不可尝试拿掉粘在眼睛或眼皮之内的任何物体，并避免碰压眼球或揉擦眼球。

简单总结为以下四句口诀。

第一句：酸碱烧伤，彻底冲洗。

第二句：眼内异物，及时清除。

第三句：眼睛撞伤，冰敷休息；视力异常，立即就医。

第四句：眼球破裂，包扎就医。

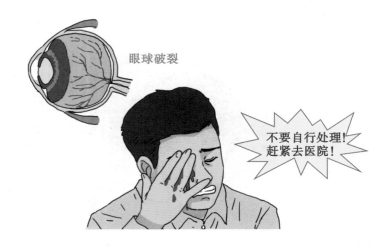

眼球破裂

不要自行处理！
赶紧去医院！

05　医院如何处理眼外伤

眼外伤一旦发生，需要立即进行处理，治疗原则就是保护视功能，挽救视力。

患者到达医院后，根据眼外伤的具体类型，立即进行眼部检查，要重点检查视力、瞳孔反应、损伤性质和部位。用直接或间接检眼镜检查法检查眼底，明确损伤累及的部位及严重程度。对怀疑有异物、眼眶骨折、视神经损伤或眼球破裂者，需行 CT、超声或 MRI 等影像学检查。根据患者的伤情给予相应的清创缝合、药物治疗、手术治疗等措施。

06　如何预防眼外伤

眼外伤，重在预防！在日常生活中做好预防工作，往往能避免许多不必要的伤害。对于大学生来说，在日常生活、学习及体育活动中要规范操作，严格掌握动作要领，经常进行相关的组织纪律性教育和安全教育的学习，提高自我保护意识，避免意外发生。如果不慎出现眼外伤，要沉着冷静，运用所学到的急救知识进行自救，并及时就医。

九、切割伤的急救处理

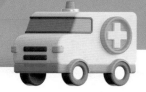

01 认识切割伤

切割伤是一种常见皮肤及皮下组织损伤,大学校园内常见于刀具、玻璃、铁器等各种利器损伤。切割伤伤口一般呈线性,比较整齐光滑,污染较轻,切口小而出血多。有时会伤及神经、血管、肌腱、内脏等,严重者可导致肢体离断、气胸、急腹症、失血性休克等全身表现,甚至危及生命。

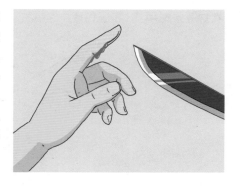

02 现场及医院的相关紧急处理措施

(1)伤口比较小且较浅时,可首先用自来水清洁伤口及周围皮肤,然后用碘伏、酒精等消毒,有条件的用生理盐水冲洗伤口,并予以创可贴或者无菌纱布覆盖等。如头皮或毛发部位出血,应剃去毛发再清洗、消毒并包扎。如果伤口比较深,需要到医院对伤口进行清创处理,清除伤口内异物,必要的时候需要注射破伤风抗毒素。

(2)切割伤处理的关键是紧急止血,对于出血不止的伤口,需要在自我止血的情况下尽快就医。常见的止血方法有指压止血法、填塞止血法、压迫包扎止血法、止血带法、屈肢加垫止血法等。

• 指压止血法:用手指(拇指)或手掌压住出血血管(动脉)的近心端,使血管被压在附近的骨块上,从而中断血流,同时保持伤处肢体抬高,能有效达到快速止血的目的。本法只能在短时间内达到控制出血的目的,不宜久用。

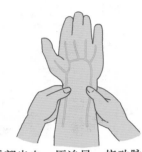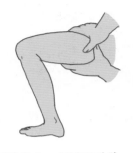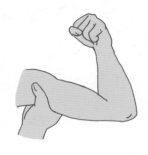

手部出血，压迫尺、桡动脉　下肢出血，压迫股动脉　上肢出血，压迫肱动脉

指压止血法

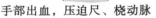

● 填塞止血法：对于较大、较深的伤口出血，可以用无菌绷带、纱布填入伤口内压紧，外加大块无菌敷料加压包裹。如无上述无菌物品，可使用干净的毛巾、衣物等暂时填塞、加压包裹。

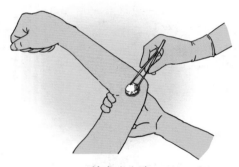

填塞止血法

● 压迫包扎止血法：可直接用无菌敷料覆盖伤口，如果身边没有无菌敷料也可以用手帕、毛巾按住伤口，再用绷带、三角巾、床单等进行包扎。注意包扎时松紧要适宜，以既能止血，又不阻断肢体的血流为准。

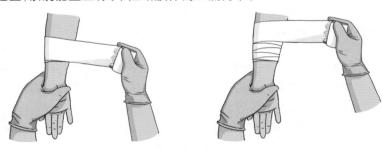

压迫包扎止血法

● 止血带法：用于其他止血方法暂时不能控制的四肢动脉出血。常用的止血带有橡皮止血带、布条止血带等。结扎止血带的时间应越短越好，一般不应超过 1 小时，最长不宜超过 3 小时；若必须延长，则应每隔 1 小时左右放松 1~2 分钟，放松期间在伤口近心端局部加压止血。为避免损伤皮肤，止血带不能直接与皮肤接触，必须用纱布、衣物等做衬垫。

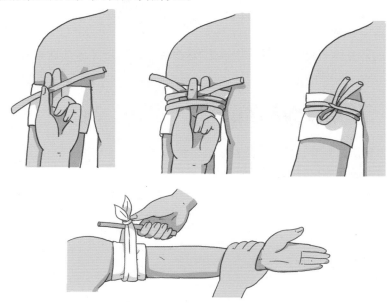

● 屈肢加垫止血法：用于前臂和小腿的出血，在肘窝、腘窝处加垫（如衣服卷），然后强力屈曲肘关节、膝关节，再用三角巾或绷带等缚紧固定。注意对已有或怀疑有骨折或关节损伤者禁用。

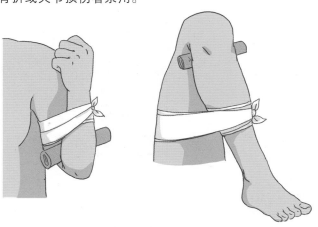

屈肢加垫止血法

（3）特殊情况处理

● 手指（趾）切断，应快速止血的同时，用干净敷料包裹离断的肢体快速就医。如果气温高且到达医院时间较长，可以将包裹好的断指（趾）放到一个干净的塑料袋中，塑料袋口要扎紧，然后放到一个有冰块的容器里。注意不要将这个断指（趾）直接跟冰块接触，也不能直接用冰水或者酒精浸泡断指（趾）。

● 如果患者出现一些运动或者感觉的障碍，可能损伤神经，也需要尽快上医院进行进一步救治。

● 刺入身体的锐器，不要现场拔出，应妥善固定锐器后紧急送医，避免导致大出血、加重损伤等。

03　如何预防切割伤

（1）使用刀具等锐器时应注意安全防护。

（2）戏耍玩闹时，应远离易碎物品。

（3）大学生在日常生活中应遵纪守法、文明谦让，注重心性修养，避免打架斗殴。

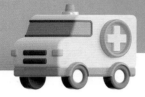

十、断指（趾）的急救处理

01 认识断指（趾）

　　断指（趾）因外伤导致，根据指（趾）与肢体的断离程度，可分为不完全性断指（趾）和完全性断指（趾）。①不完全性断指（趾）：伤指（趾）骨折脱位、断面有主要血管断裂，仍有皮肤等组织与肢体相连，但相连皮肤不超过周径的 1/8，不吻合血管，伤指（趾）远端将坏死。②完全性断指（趾）：伤指（趾）完全断离，没有任何组织与肢体相连，或虽有受伤失活组织与肢体相连，但清创手术时必须切除。

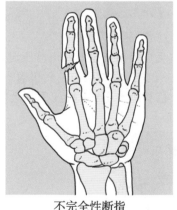
不完全性断指

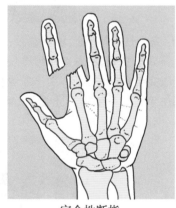
完全性断指

　　1963 年，我国首次报道断肢再植成功，1965 年又成功开展断指再植。时至今日，断指（趾）再植技术已相当成熟，国内外均已广泛开展，我国长期处于国际领先地位。因此，伤后正确的急救处理并及时送医对挽救患者肢体尤其重要。

02 自己或旁人对断指（趾）的急救处理措施

　　（1）拨打"120"求救：发生断指（趾）后，越早就医，再植的成功率越高，应分秒必争,在脱离危险场景后紧急拨打"120"求救。

(2)不完全性断指(趾)现场急救:以不完全性断指急救为例。

• 止血:用纱布块或干净的毛巾、衣服内衬等遮盖伤口,对伤口压迫止血5~10分钟,并观察止血效果。

• 包扎:用纱布或干净的布条对伤口做环形包扎,并用胶布螺旋粘贴或棉线捆扎。禁忌捆扎过紧,避免断指坏死。

• 固定:用夹板或小木棍绑住伤指进行固定。如果现场无夹板或小木棍,可在伤指与邻近手指间垫上纱布,再将伤指绑在邻近的手指上进行固定,以减轻转运就医途中因局部活动引起的疼痛,防止组织进一步损伤。

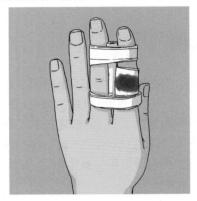

(3)完全性断指(趾)现场急救:以完全性断指急救为例。

• 肢体断端处理:立即用纱布块、干净的毛巾等对伤指断端进行压迫止血并包扎。以完全性断指为例,由于血管位于手指的两侧,如果包扎后仍有出血,可捏压受伤手指的两侧压迫止血;如果手指从指根处离断,可按压手掌近指根处止血。

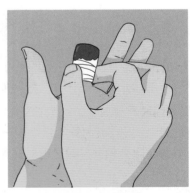

• 离断指处理:①用干净的毛巾或纱布包裹离断指,放入干净且不透气的塑料袋或瓶具中密封好;②再取一个塑料袋,装入适量冰块,再将装有离断指的塑

料袋放入其中,切记不可将断指直接包埋在冰块中或浸泡在冰水里;③在塑料袋最外层标记受伤时间和存放断指的具体时间,迅速将患者和断指一并送往医院,尽量在伤后 6~8 小时内进行断指再植手术。

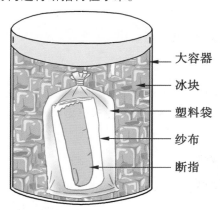

大容器

冰块

塑料袋

纱布

断指

03　医院如何处理断指(趾)

(1)入院后应以抢救生命为主,将断指(趾)保存在 4 摄氏度冰箱内,待病人生命体征平稳后行手术治疗。

(2)锐器切割伤断面整齐、污染轻,再植成活率高;碾压伤若损伤范围不大,切除碾压组织后将指(趾)体进行一定的短缩,仍有较高的再植成活率。

(3)断指(趾)再植手术越早越好,一般以伤后 6~8 小时为限。若及时冷藏保存断指(趾)或在寒冷季节可适当延长。断指(趾)因对全身情况影响不大,可延迟至 12~24 小时。

(4)断指(趾)经酒精等刺激性液体或其他消毒液长时间浸泡,或高温季节,断指(趾)离断时间过长,未经冷藏保存等情况下,禁忌再植。

04　断指(趾)处理有哪些注意事项

(1)尽量不用橡皮筋捆扎止血。如出血较多,选用了捆扎止血,应每隔 1 小时左右放松 1~2 分钟。捆扎过紧、时间过长易导致断指(趾)坏死。

(2)避免在创口处涂擦药水,禁忌将断指(趾)浸入酒精或其他消毒药水中,因其可能会破坏组织结构,增加手术难度,影响断指(趾)再植的成活率。

(3)避免断指(趾)浸泡在融化的冰水中或与冰块直接接触而致冻伤坏死。

(4)如断指(趾)在机器中,应将机器拆开取出断指(趾),切记不可强行拉出或将机器逆向运转,以免加重损伤。

（5）若断指（趾）被猪、狗等动物吞食，立即从动物胃中取出断指（趾），仍有再植成活的可能；若稍有拖延，断指（趾）可能会被动物胃液消化变性，导致难以再植成活。

05 如何预防断指（趾）

（1）生活中尽量避免与利器接触，如必须使用，注意安全防护。

（2）禁止藏匿、携带、使用管制刀具。

（3）规范操作大型仪器或机械，作业时佩戴手套，避免违章操作、疲劳操作及醉酒操作。

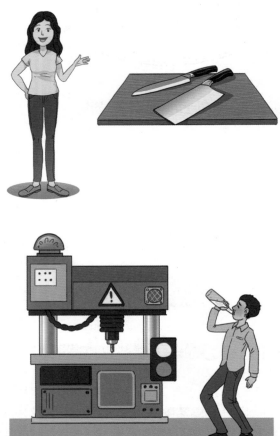

十一、大意不得的足踝扭伤

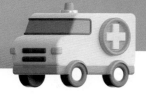

01 认识足踝扭伤

足踝扭伤俗称"崴脚",是指行走或者运动过程中,踝关节因活动超过其正常活动度(过度内翻或者外翻),引起关节周围软组织如韧带、肌腱、关节囊等发生损伤。

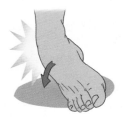 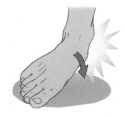

02 足踝扭伤的分类

(1)依据韧带损伤程度分类:分为以下三类。

Ⅰ度踝关节扭伤:韧带受到牵拉伤,但没有撕裂,踝关节相对稳定。

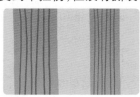

Ⅱ度踝关节扭伤:韧带部分撕裂,有不同程度的踝关节不稳定。

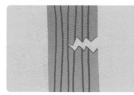

Ⅲ度踝关节扭伤:一根或多根韧带完全撕裂,造成周围骨性结构的骨折和踝关节不稳定。

(2)依据损伤部位分类:分为以下三类。

外侧踝关节扭伤:踝关节过度内翻时,会损伤到踝关节的外侧副韧带,包括距腓前韧带、跟腓韧带和距腓后韧带,其中距腓前韧带作用最大,最容易损伤,距腓后韧带很少出现损伤。

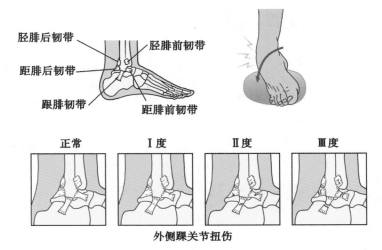

正常　　　　Ⅰ度　　　　Ⅱ度　　　　Ⅲ度

外侧踝关节扭伤

内侧踝关节扭伤:当踝关节过度外翻时,会损伤到内侧的三角韧带复合体,包括胫距前韧带、胫距后韧带、胫舟韧带和跟胫韧带。

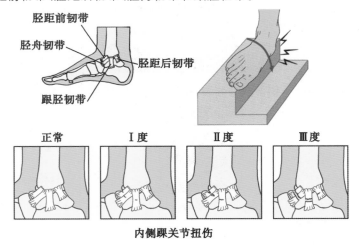

正常　　　　Ⅰ度　　　　Ⅱ度　　　　Ⅲ度

内侧踝关节扭伤

高位踝关节扭伤：通常损伤下胫腓韧带联合结构。

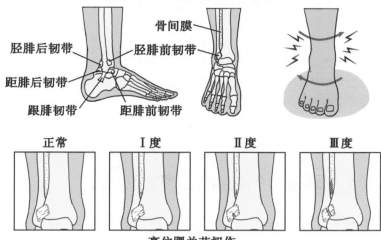

高位踝关节扭伤

03 足踝扭伤的典型症状

　　足踝扭伤的典型症状包括伤后迅即出现扭伤部位的疼痛和肿胀，随后出现皮肤瘀斑。严重者受伤踝关节因为疼痛肿胀而不能活动。急性扭伤时疼痛程度比较严重，慢性期一般表现为长期局部轻、中度疼痛。

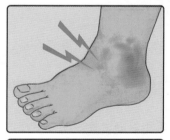

轻中度扭伤时，踝关节部位肿胀较轻，存在压痛点，活动脚踝时疼痛加重

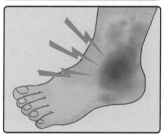

重度扭伤时，疼痛较剧烈、肿胀严重，伴明显的皮下瘀斑，无法行走或负重

04 哪些因素可诱发足踝扭伤

（1）有足踝扭伤病史。

（2）平时不经常运动锻炼，脚踝力量弱、柔韧性差。

（3）天生关节比较松弛，如先天关节松弛症。

（4）在不平整的地面上走路或跑步。

（5）体育运动，如篮球、足球、跳远等。

（6）穿不合适的鞋子或穿高跟鞋运动。

05 足踝扭伤急性期自己如何处理

足踝扭伤后应立即至医院就诊，就诊前可按 RICE 原则处理。

R（rest）：休息，制动受伤的关节，支具外固定，固定踝关节，减少活动度。

I（ice）：冰敷，在伤后 24~72 小时内，每 2~3 小时冰敷 10~20 分钟，起到消肿止痛作用。

C（compression）：加压包扎，可应用弹力绷带加压包扎以减轻肿胀，可使用石膏、支具等来保护关节。

E（elevation）：抬高患肢，将受伤的踝关节抬高，有助于减轻肿胀。

06 医院如何处理足踝扭伤

（1）体格检查：通过视诊、触诊等明确疼痛部位，判断有无骨折。借助一些查体方法明确内外侧韧带有无损伤。

（2）影像学检查：通过 X 射线和 CT 确认是否骨折，通过 MRI 明确软组织损伤情况。

（3）保守治疗：轻微的踝关节扭伤可采用保守治疗。保守治疗的方案一般为用石膏或支具将踝关节于中立位固定 3~6 周。固定期间尽量避免负重。若无禁忌证，可用非甾体类抗炎药物减轻疼痛和炎症。拆除石膏或支具后应进行相应的康复训练以防止肌肉萎缩及可能出现的关节粘连。经过康复，一般 3 个月后可恢复肌肉力量并进行体育活动。

（4）手术治疗：对于损伤较重或经保守治疗后仍存在明显疼痛和关节不稳的人群，建议进行手术治疗。手术方式包括关节镜下修复或者切开修复损伤的韧带。

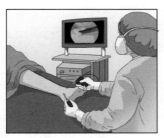

距舟韧带

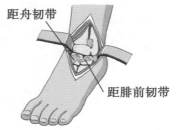

距腓前韧带

关节镜修复

切开修复或重建损伤的韧带

07 如何预防足踝扭伤

足踝扭伤一般均为意外损伤,没有任何一种有效的方法可以完全预防足踝扭伤的发生。可采用以下几种方法尽可能减少足踝扭伤发生或降低足踝扭伤的严重程度。

(1)加强脚踝部肌肉力量和关节灵活性的训练。

(2)运动前热身并穿着合适的运动鞋,确保运动场地没有障碍物。

(3)可佩戴保护性外部支具或增强型护踝等。

(4)进行稳定性训练,如平衡训练。

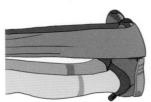

踝部肌肉力量训练

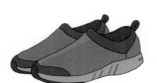

穿着合适的运动鞋

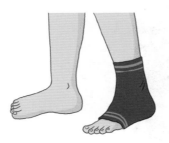

佩戴护踝

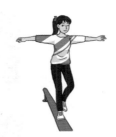

平衡训练

十二、开放性伤口止血及包扎

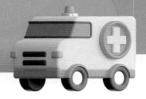

开放性伤口是指外伤以后,皮肤、肌层破损而形成的伤口。出血是开放性伤口的突出表现,急性大出血是人体受伤后早期致死的主要原因。中等口径血管损伤出血,可导致或加重休克。当大动脉出血时,如颈动脉、锁骨下动脉、腹主动脉、股动脉等出血,可于2~5分钟内致人死亡。因此,止血是现场救护的基本任务。流血时通过一定方式处理,快速让血停止向外流动叫作止血。

(一)开放性伤口的止血

对于出血不止的伤口,我们需要学会现场止血。通常包括指压法、敷料加压包扎法、填塞止血法、屈肢加压法、止血带法等。

01 指压止血法

(1)颞浅动脉压迫止血法:用于头顶及颞部动脉出血时止血。压迫位置在耳前正对下颌关节处,用拇指压迫颞浅动脉止血。

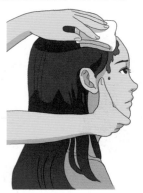

颞浅动脉压迫止血

(2)颌外动脉压迫止血法:用于肋部及颜面部出血时止血,用拇指或示指在下颌角前约半寸处,将动脉血管压于下颌骨上。

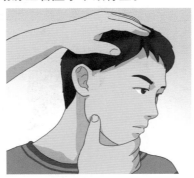

颌外动脉压迫止血

(3)颈总动脉压迫止血法:常在头、颈部大出血而采用其他止血方法无效时使用。方法是在气管外侧,胸锁乳突肌前缘,将伤侧颈动脉向后压于第5颈椎上,但禁止双侧同时压迫。

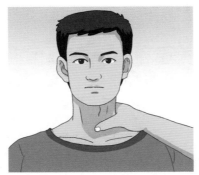

颈总动脉压迫止血

(4)锁骨下动脉压迫止血法:用于腋窝、肩部及上肢出血时止血。用拇指在锁骨上凹摸到动脉搏动处,其余四指放在病人颈后,拇指向下、向内压向第1肋骨。

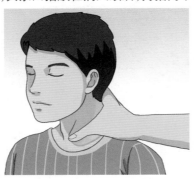

锁骨下动脉压迫止血

（5）肱动脉压迫止血法：用于手、前臂及上臂下部出血时止血。压迫点位于上臂中段内侧，位置较深。在上臂中段的内侧摸到肱动脉搏动后，用拇指按压止血。

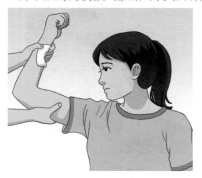

肱动脉压迫止血

（6）股动脉压迫止血法：用于下肢大出血时止血。压迫点在腹股沟韧带中点偏内侧下方，能摸到股动脉强大搏动，用拇指或掌根向外上压迫止血。

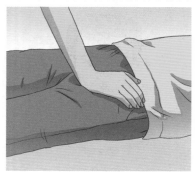

股动脉压迫止血

（7）桡、尺动脉压迫止血法：用于手部出血时止血。压迫点在腕部掌面两侧，同时按压桡、尺两条动脉止血。

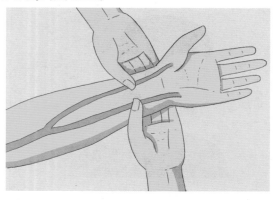

桡、尺动脉压迫止血

02　填塞止血法

具体方法参见"九、切割伤的急救处理"。

03　压迫包扎止血法

具体方法参见"九、切割伤的急救处理"。

04　止血带法

具体方法参见"九、切割伤的急救处理"。

05　屈肢加垫止血法

具体方法参见"九、切割伤的急救处理"。

（二）开放性伤口的包扎方法

01　绷带包扎法

包括以下几种方法。

（1）环形包扎法：用于肢体粗细较均匀处伤口的包扎。

●用无菌敷料覆盖伤口，左右手将绷带斜压在敷料上，左手拇指固定，右手持绷带卷环绕肢体。

●绷带环绕 1 圈，将斜出角反折第 1 圈绷带上，环绕第 2 圈压住斜角继续缠绕 4~5 圈；盖住敷料。

●将绷带末端剪开成两布条相互打结后，再缠绕肢体固定打结，或用胶布粘贴固定。

（2）螺旋包扎法：用于伤肢、躯干伤口的包扎。

●用无菌敷料覆盖伤口。

●先用环形包扎缠绕 2 圈。

●第 3 圈开始，缠绕时压住上 1 圈的 1/3 或 1/2。

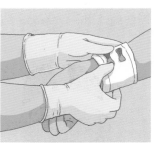

环形包扎法

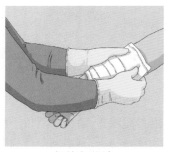

螺旋包扎法

● 最后以环形包扎法固定。

（3）螺旋反折包扎法：用于粗细不等部位伤口的包扎。用无菌敷料覆盖伤口，先用环形包扎固定起始端，然后呈螺旋法包扎，每圈反折一次；反折时，左手拇指按住需要反折处绷带的中部，右手将绷带向下反折，向后缠绕拉紧，如此反复；反折处不要在伤口上；最后以环形包扎法固定。

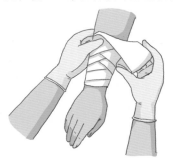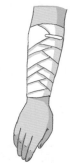

（4）"8"字形包扎法：用于手掌、踝部和其他关节处伤口的包扎。用无菌敷料覆盖伤口，包扎手从腕部开始，先环形缠绕两圈；然后经手和腕呈"8"字形缠绕；包扎关节时绕关节上下呈"8"字形缠绕；最后将绷带末端在腕部或关节上、下端固定。

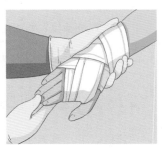

（5）回返包扎法：用于头和断肢残端，肢体离断伤的处理。

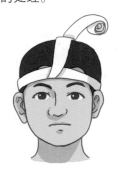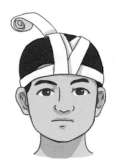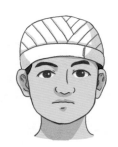

02　头顶帽式包扎

用于头顶部伤口包扎。将三角巾的底边折叠成约两指宽，边缘置于患者前额与眉相齐，顶角向后位于脑后；将三角巾两底角经两耳上方拉向脑后部交叉压住顶角，并分别绕回前额相交打结固定；最后拉紧三角巾顶角，折叠塞入脑后部三角巾交叉处内。

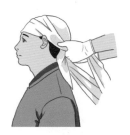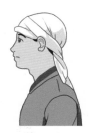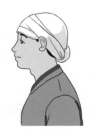

03　眼部包扎

　　双眼包扎：将三角巾折成约四指宽带，中央置于枕部；两底角分别经耳，下拉向眼部，在鼻梁处左右交叉各包扎一只眼，成"8"字形；经两耳下方在枕部交叉打结固定。

　　单眼包扎：将三角巾折成约四指宽带，以 2/3 斜放于伤眼；下端经伤侧耳下缘向后缠绕脑后至对侧前额压住上端；上端反折后，两端分别向脑后缠绕于一侧脑部打结。

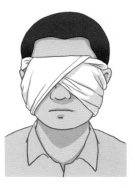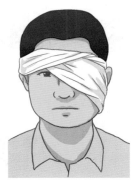

04　双肩包扎

　　将三角巾折成燕尾式，燕尾夹角约 100°。燕尾向前过肩放于肩上，夹角对准颈后正中部；向后向下拉紧燕尾角分别包绕双肩至腋下与同侧底角相交打结。

05　胸（背）部包扎

　　将三角巾折成燕尾式，燕尾夹角约 100°。燕尾向前过肩放于胸前，夹角对准胸骨上凹；将胸前

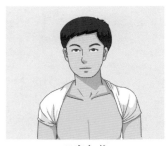

双肩包扎

燕尾巾底边一侧顶角系带包绕背部至对侧腋下与另一底角相交打结;最后拉紧两燕尾角,将一燕尾角穿过背部燕尾巾底角横向系带后上提,与另一燕尾角相交打结。背部包扎时,将燕尾巾调到背部即可。

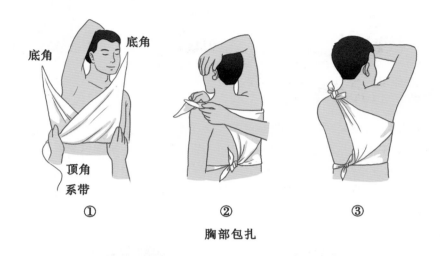

胸部包扎

06 全腹(臀)部包扎

三角巾底边向上,顶角向下覆盖腹部;两底角分别向后围绕到腰部后相交打结;顶角由两腿之间拉向后面与两底角连接处打结。

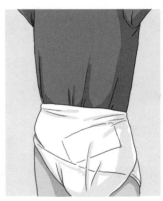

全腹(臀)部包扎

07 手(足)包扎

　　展开三角巾,手掌或足掌平放于三角巾中央,手指或足趾尖对向顶角;指(趾)缝间插入敷料,将顶角折回覆盖手背或足背;两底角分别围绕手背或足背交叉,在腕部或踝部缠绕 1 圈后在手背或足背面打结。

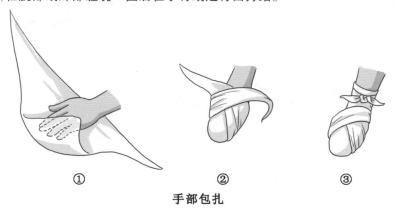

①　　　　　　　　　　②　　　　　　　　　　③

手部包扎

十三、伤员搬运与护送

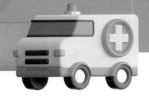

01　正确认识伤员搬运与护送

　　伤员搬运与护送指的是将伤员从受伤或危险环境搬出、采取相应现场救护措施后搬运至救护车或其他转运工具内的过程。

　　我们在遇到突发伤情险情时，根据伤情采取适当的搬运方法，使危重伤员迅速地脱离危险区，从而避免二次伤害。搬运不当可能加重损伤、加重痛苦，更有甚者会致残、致死。

02　搬运与护送方法

　　常见的搬运与护送伤员的方法主要分为徒手搬运、担架搬运及车辆转运等。

　　（1）徒手搬运：徒手搬运主要适用于伤情较轻、距离较近的伤员。

　　● 单人搬运法：主要包括抱持法、背法、驮法等。抱持法主要适用体重较轻伤员的短距离转运，应注意不能对脊柱损伤患者采用。背法针对下肢受伤或神志不清伤员，可完成相对较远距离的转运。驮法应用于体重轻、意识清醒，且无呼吸困难或胸部损伤患者。

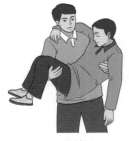
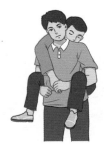
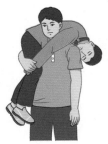

抱持法　　　　　背法　　　　　驮法

● 双人搬运法：主要包括椅托式、轿杠式、拉车式、椅式搬运法和平抬式等。

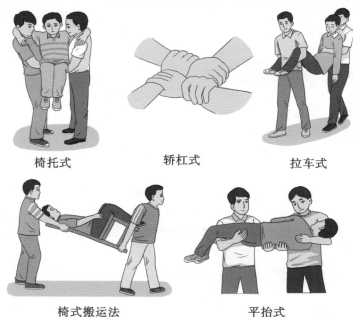

椅托式　　　　　　　　轿杠式　　　　　　　　拉车式

椅式搬运法　　　　　　　　平抬式

● 多人搬运法：对不能排除脊柱、脊髓损伤的伤员，至少应有3人配合完成搬运过程。3位搬运者并排位于伤员同侧，1人托住肩背部，其余两人分别托住腰臀部和双下肢，在保持伤员身体水平的前提下同时迈步移动；在怀疑伤员存在颈椎损伤时，还应有第4位搬运者负责牵引固定头颈部，避免头颈部摆动或旋转。

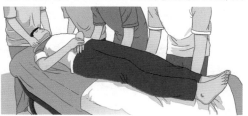

（2）担架搬运：在没有现成担架而又需运用担架搬运时，常需运用身边物品自制担架。核心物品为两根长约2米木棍，寻到绳索时，在木棍中间用绳索来回绑牢固定即可；没有绳索情况下，可用木棍穿过两件上衣袖筒来制作简易担架。

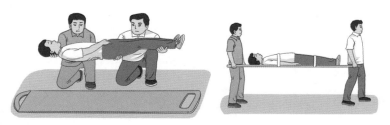

（3）车辆转运：车辆转运速度快，适合长距离运送，病情较轻伤员可坐于车上；胸腹部损伤伤员应取半卧位；颅脑损伤伤员应使头偏向一侧并尽量固定头颈部避免二次创伤；重伤员应联系救护车转运。

03 特殊伤情搬运

（1）颅脑损伤或意识障碍伤员搬运可采取侧卧位，固定头颈部的同时应保持呼吸道通畅，避免呕吐时误吸入气管。

（2）在排除胸、腰椎损伤，仅胸壁损伤伤员可采取半卧位来减轻胸廓张力，减轻疼痛。

（3）心脏病患者出现心力衰竭或胸腔积液时，应采用坐位运送伤员，以缓解呼吸困难。

（4）不能排除肋骨骨折的伤员不能采用背运的方法搬运、转送。

04 搬运护送的注意事项

（1）搬运伤员之前要迅速观察受伤现场，同时初步判断伤情，主要检查伤员生命体征、意识状态及主要受伤部位，特别是有无头颈部、脊柱和胸部外伤，有无大出血等情况。

（2）应当遵循"先止血包扎、后固定搬运"的外伤急救原则，初步处理伤员。首先保持伤员呼吸道通畅，避免误吸、窒息；然后应当针对具体受伤部位按照"先重伤后轻伤、先保命后治病"的原则进行止血、包扎和固定，最后进行伤员搬运。

（3）随时注意观察伤情变化，重点注意呼吸频率、呼吸深度、神志、精神状态变化，如突然出现呼吸停止、窒息等状况，应立即停止搬运并及时对症处理。

（4）避免无目的性，或不必要的移动，搬运前要考虑包括搬运人员体力、伤员体重、搬运器材稳定性等在内的多方面因素，防止搬运途中摔伤，造成二次伤害。

（5）搬运动作要轻巧、迅速和平稳，避免震动。

突发急症的急救

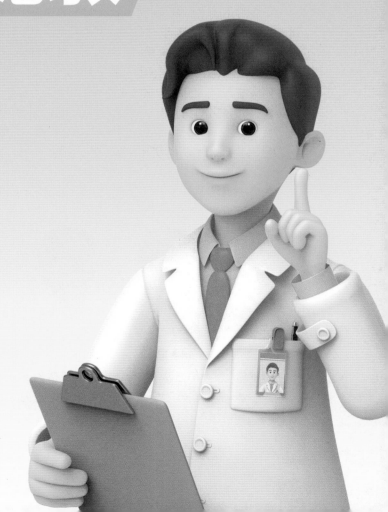

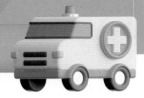

十四、难以言喻的头痛

头痛在医学分类中有上百种,几乎每个人都曾经历过各种各样的头痛。头痛如此狡黠,我们该如何准确描述?就诊哪个科室?怎样缓解疼痛?哪些头痛不能忍?又如何预防呢?

01 认识头痛

头痛可见于多种疾病,大多数无特异性表现,大致可以分为三种:继发性头痛、原发性头痛和其他类型头痛。①继发性头痛,常继发于其他疾病,病因十分明确,常见的有脑血管疾病、颅内肿瘤、颅内感染、颅脑外伤、耳鼻喉疾病等。②原发性头痛,指病因尚不明确的头痛,头颅 CT 或 MRI 检查多未见异常,常见的有偏头痛、紧张性头痛、咳嗽性头痛、冷刺激性头痛、压迫性头痛等。③其他类型头痛,病因部分明确,但机制尚不清楚,如三叉神经痛等。

02 就诊时如何描述头痛

头痛种类繁多,个人的病程描述、相关体格检查和影像学检查等结果对医生的判断至关重要,那么怎样描述头痛呢?

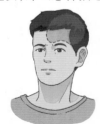 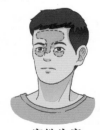 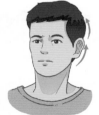

偏头痛　　　　窦性头痛　　　　紧张性头痛

可根据"六步描述法"进行详细病史资料的准备。

第一步:部位。是否全头痛,疼痛部位是否固定,是否变化或游走?如全头痛、偏侧部、前额部、后枕部、内部疼痛等。

第二步:性质。即疼痛方式,常见的有血管搏动性痛、刺痛、灼烧痛、切割样痛、胀痛、钝痛、炸裂样痛、蚁爬样痛等。

第三步:程度。疼痛程度常借助工具判断,下图是疼痛评分量表,可告诉医生 0~10 分作为疼痛划分程度,你的疼痛程度大概是多少分。

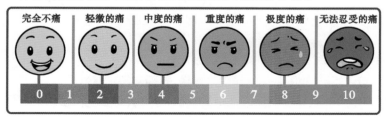

疼痛评分表

第四步:时间。头痛首次出现的时间、疼痛的持续时间、发生频率,即疼痛第一次出现在什么时候,疼痛是持续的还是阵发的,如是阵发的每阵间隔多长时间,每阵疼痛比较来看是越来越重还是越来越轻。

第五步:伴随症状。是否有其他症状,比如恶心、呕吐、发热、对光热的敏感性增加等。

第六步:诱因。加重或减轻疼痛的因素,如咳嗽时疼痛加重、平卧与站立疼痛程度不同等。

03 头痛的自我处理与治疗方法

 小贴士

头痛发作时如何自我应对与处理

发生头痛时可通过卧床休息避免劳累,缓慢地深呼吸、听轻音乐、引导式想象,使身心放松,从而减轻疼痛。此外,可自行通过冷热敷、按摩、理疗等方法缓解头痛。

对于明确病因的头痛,如感冒引起的头痛、紧张性头痛、经期综合征引发的头痛等,可以口服止痛药物或采用一些物理疗法进行止痛,如推拿、针灸等。

(1)止痛药物:治疗头痛常见的止痛药物有非特异性的,如非甾体抗炎类的布洛芬、对乙酰氨基酚等,阿片类的曲马多;也有特异性的,如麦角类的麦角胺、曲普坦类等。然而,止痛药物有掩盖病情的可能,也有发生不良反应的风险,所以应用止痛药物要在医师指导下进行。

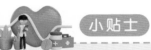

小贴士

切勿把止痛药物当作"神药",头痛就用往往会导致"药物过度使用性头痛",也就是吃了止痛药会加重头痛的发生,所以当你每月服用多种止痛药物≥10 天或者单一止痛药物≥15 天时,无论每次服用剂量多少,都应及时就医获取专业帮助。

(2)物理疗法:除了常见的按揉太阳穴,我们向您推荐以下常用穴位。

● 列缺、合谷穴:中医有云"头项寻列缺,面口合谷收"。头颈部疼痛可通过按压列缺穴得以缓解(列缺穴定位:双手虎口相对而握,在上面的示指在另一只手腕部桡侧伸直,指尖下的凹陷处)。颜面部的疼痛,如三叉神经痛等,可通过按压合谷穴缓解(合谷穴定位:第一、二掌骨间,第二掌骨桡侧中点处)。

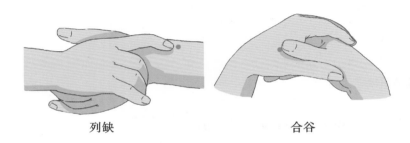

列缺　　　　　　　　　　　　合谷

● 风池、风府穴:二穴作为治疗外感风邪常用取穴部位,对于外感风寒、风热引发的头痛都有效(风池穴定位:脑后枕部下两条"大筋"的外缘即胸锁乳突肌和斜方肌上端的凹陷。风府穴定位:后发际线正中上一寸许位置)。

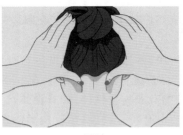
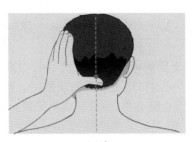

风池　　　　　　　　　　　　风府

小贴士

1. 感冒头痛的原因：一是上呼吸道感染引发炎症反应，炎性介质进入颅内血液循环可直接引发头痛；二是炎性介质引起的发热导致颅内血管扩张，血管扩张时，心跳会增加，从而会增加心肌的耗氧量，导致体内的氧气减少，诱发心肌缺氧，血管一过性缺血缺氧可引发头痛；三是高热促进颅内细胞代谢，代谢产物大量聚集也可加剧头痛的症状。

2. 穴位定位是否准确可根据按压穴位时是否"得气"来判断。所谓"得气"是指按压穴位时产生"酸、麻、重、胀"之感。

3. 中医讲究"身体同身寸"，中医中的一寸并非具体数值，不同高矮胖瘦的人身体上定位一寸应是不同的，可用"一夫法""拇指同身寸""中指同身寸"等方法进行判断，也就是患者除拇指外其余四指并拢的宽度约为三寸、拇指指关节宽度约为一寸、中指中节屈曲时手指内侧两端横纹头间约为一寸。

04 哪些头痛需要及时就医

不是所有的头痛都是"忍一忍""多休息"就能好，出现以下情况需警惕。

（1）如果头痛伴有脖子僵硬、发热，要警惕脑膜炎的发生。脑膜炎可能会危及生命，或治疗后留下后遗症。

（2）如果剧烈头痛伴有脖子痛，要警惕颈动脉夹层的发生。当血液大量涌入分层的动脉壁夹缝中，动脉随时会发生破裂出血而危及生命。

（3）若头痛在太阳穴附近的颞动脉，伴有视力模糊，要警惕颅内动脉炎的发生，若延误治疗则有可能导致中风。中风是脑卒中的俗称，包括缺血性脑卒中和出血性脑卒中两种，是大脑细胞和组织坏死的一种疾病。

（4）若头痛剧烈并伴有恶心、呕吐，则有可能是蛛网膜下腔出血。

（5）若外伤恢复较好，而几周后出现剧烈头痛、频繁呕吐，应考虑硬脑膜下出血的发生。

（6）若长期出现头痛，伴有恶心、呕吐则应考虑颅内肿瘤的可能。

以上情况出现或者头痛难以忍受，请及时就医，以免延误治疗。医院就诊，医生会询问病史并进行体格检查，必要时可能会考虑进行血常规、红细胞沉降率、碳氧血红蛋白、头颅 CT、头颅 MRI、腰椎穿刺、血管造影等检查。

05 如何预防头痛

对于原因不明的原发性头痛，预防措施是避免诱发因素；对于继发性头痛则应积极治疗原发病。

（1）情绪管理：压力源有很多，我们可以学着掌控自己的情绪，保持情绪稳定。情绪调节的方式有很多，推荐的有正念疗法、音乐疗法等。

（2）纠正不良坐姿，少做"低头族"：可以在繁忙的工作学习中定闹钟提醒自己停下来，选择一些简单易学的瑜伽动作缓解肌肉紧张，如牛面式、狼伸展式等瑜伽体式。

（3）平衡饮食：注意饮食平衡、根据个人情况避免选择诱发头痛的食物，如咖啡、酒、烟熏肉等。

（4）规律作息：避免过度劳累，保证良好充足的睡眠有益于身体健康，也可有效避免头痛的发生。

（5）必要时遵医嘱使用止痛药，药物剂量调节或者终止应在医师指导下完成。

（6）若为继发性头痛，请乐观面对并积极治疗原发病。

十五、发热那些事儿

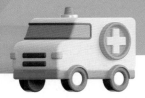

您了解发热吗？遇到发热情况,该如何进行最佳处理,最大限度地减少对工作和生活的影响呢?

01　认识体温和发热

(1)人体正常体温:要想了解发热,首先需要知道人体正常体温是多少。人体正常体温平均在 36.0~37.0 摄氏度(腋窝)。但每天体温并不是固定不变的,正常作息规律的人,一般每天的凌晨 2 点到 5 点体温最低,15 点到 19 点体温最高,同时体温随性别、年龄、昼夜、运动和情绪等因素而有所波动,但波动范围一般会在 1 摄氏度之内。

(2)发热:发热是指病理性体温升高,医学上认为反复测量均大于 37.2 摄氏度才算发热。一般根据发热的程度将发热分为 4 个档次。①低热:体温为37.3~38.0 摄氏度;②中度发热:体温为 38.1~39.0 摄氏度;③高热:体温为39.1~41.0 摄氏度;④超高热:体温为 41.0 摄氏度以上。

(3)发热的危害:发热的危害与发热的程度有关,也主要取决于引起发热的疾病本身。一般情况下,低热本身对患者身体的影响较小,有时伴随乏力、肌肉酸痛等表现。长时间持续的高热或者超高热,如中暑、恶性疾病及难以控制的感染性疾病,患者大脑等全身多个器官可能受损,引起多器官功能衰竭,救治不及时的情况下可能危及生命。

发热通常不被认为是一种疾病,而是部分疾病的一种症状和临床表现。部分低热也可能是生理性的,如考前精神过度紧张导致产热过多、剧烈运动、女性月经期前及妊娠期均可能出现生理性低热,这时体温多稍高于正常体温上限,且呈现短时间的一过性。

02　引起发热的常见原因有哪些

发热的原因不计其数,许多疾病的某一阶段都可能表现为发热,可以粗略地将发热的原因分为感染性发热和非感染性发热。

感染性发热即人体感染各种病原体如病毒、细菌、支原体、衣原体、寄生虫等引起的发热,如上呼吸道感染、肺炎、肠炎、中耳炎、尿路感染等。多数表现为急性发热,部分表现为亚急性或慢性发热,发热也可能不是唯一症状。

非感染性发热则是非病原体感染引起的发热,如白血病等血液疾病、红斑狼疮等风湿免疫性疾病、甲状腺功能亢进等内分泌疾病,以及物理、化学因素引起的发热,部分治疗疾病的药物所引起的药物性发热也属于非感染性发热。

感染性发热和非感染性发热常同时发生,如白血病患者合并血流感染,脑卒中患者的中枢性发热合并肺炎引起的感染性发热等。

03 发热时如何进行自我管理

(1)休息与环境:发热期间以卧床休息为主,保持室内空气新鲜,定时开窗通风,但注意不要着凉。

(2)降温措施:①发热低于38.0摄氏度时,需要保持室内温度适宜、适当通风、调整衣物厚度,使自己感到舒适。必要时可采取物理降温的方法,通常在腋窝等散热区域使用冰袋,注意冰袋需要织物包裹,不建议冰袋直接接触皮肤。②体温高于38.0摄氏度时,在进行物理降温的同时可服用一些退热药物,例如布洛芬、对乙酰氨基酚片等。如果降温过程伴有大量出汗,需注意及时补充水、电解质及维生素,长时间难以退去的发热需及时寻求医务人员帮助。

(3)饮食:发热期间通常要求高热量、高蛋白、易消化的饮食,如鸡蛋、瘦肉、鱼肉、豆制品,保证足够热量,提高免疫力,鼓励患者多饮热水、适当增加水果及蔬菜以补充维生素,食用香蕉等保持大便通畅。

04 发热患者该去哪里就诊

有发热症状的患者,需要去发热门诊就诊。发热门诊是专门用于排查疑似呼吸道传染病患者及治疗发热患者的专用诊室。存在呼吸困难、胸闷、气促、头晕、血压明显异常、全身湿冷等急危重症情况时,则需到最近距离的急救中心就诊。

05 如何预防发热

预防发热最主要的是养成良好的作息习惯、适当锻炼、增强体质,降低疾病发生风险。注意劳逸结合,避免工作、精神压力过大,避免抽烟、酗酒。保证饮食卫生、膳食平衡,食物选择上可多样化,但注意避免高糖、高脂肪等高热量的饮食。在流感季节注意避免到人口密集、空气不流通的地方。周围如有感冒人员，注意通过佩戴口罩、保持社交距离等手段科学防护。保证室内的空气流通，并做好日常卫生。日常生活中，定期体检，在感觉身体不适、异常的情况下，及时就医，争取早诊、早治，避免病情加重或者盲目用药而耽误病情。

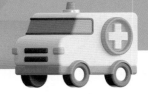

十六、疼痛难忍的腿抽筋

01　认识腿抽筋

　　腿抽筋,医学上称为腿痛性痉挛,是一种不自主的肌肉强直性收缩,表现为腿部一组或几组肌肉突然、剧烈、不自主的收缩。主要发生在小腿和脚趾的肌肉,发作时疼痛难忍,尤其是夜晚抽筋时疼痛不止,影响睡眠。

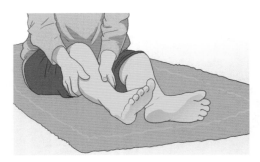
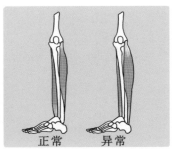

正常　　异常

02　哪些原因可导致腿抽筋

　　(1)缺钙:钙离子可维持正常肌肉的收缩与舒张功能以及神经–肌肉传导功能,血液中的钙离子(Ca^+)浓度过低时,肌肉容易兴奋导致痉挛。常见于青少年、老年人、孕妇、哺乳期妇女等。

　　(2)运动过度:尤其是长时间进行无氧运动,会导致肌肉短时间内持续收缩,产生的酸性代谢产物堆积,刺激小腿,导致小腿抽筋。此外,大量出汗,体液和电解质丢失过多,代谢废物堆积,也会引起抽筋。

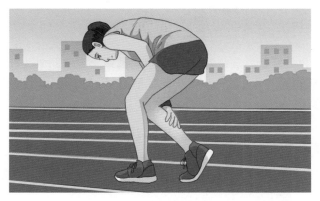

（3）寒冷刺激：如空调温度过低、泳池水温低等，导致局部血液循环速度变慢，肌肉出现收缩、痉挛，以及局部神经传导异常，出现腿抽筋症状。

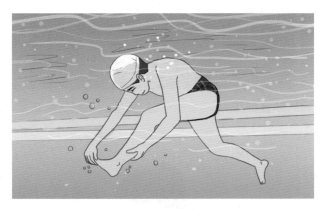

（4）血管病变：经常频繁发生腿抽筋可能与血管病变有关。如可考虑有无下肢血管病变，因为下肢血管狭窄或血供不佳，也会造成肌肉缺血痉挛。

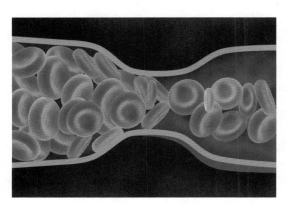

03 自己如何处理腿抽筋

（1）最直接的缓解方法:按摩痉挛部位。按摩小腿腓肠肌头神经根。位置:
腘窝下至足底的近1/3处的两侧。小腿抽筋时,用大拇指用力按压两边硬而突
起的肌肉,会起到镇痛、止痉的作用。

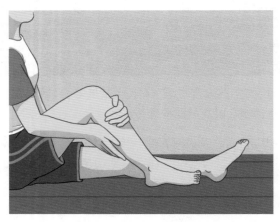

（2）坐位时可伸直抽筋的下肢,躯干前屈,用双手扳住前脚掌,缓慢、持续向
躯干侧牵拉,直至痉挛缓解。

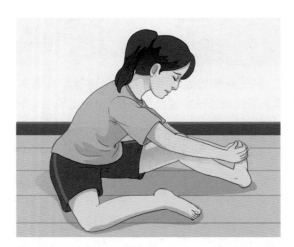

（3）如果晚上出现腿抽筋,可使抽筋的小腿单脚站立,将全身的重量压在小
腿上,直至痉挛缓解。

（4）若有他人帮助,可取仰卧位,抬起抽筋侧肢体与身体呈垂直关系,使膝
关节伸直,用手持续向下压前脚掌。

（5）可通过热敷、按压穴位,如委中、阳陵泉、足三里等穴位,缓解痉挛。

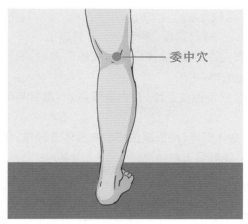

委中穴
- ●腘横纹中点,当股二头肌腱与半腱肌肌腱的中间。

- ●取穴方法：第一步，俯卧或立位；第二步，在腘横纹上，左右两大筋（股二头肌腱与半腱肌肌腱）之间的中点即为委中穴。

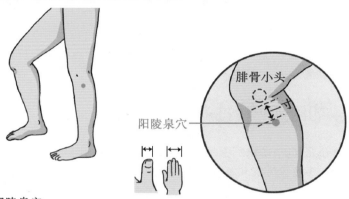

阳陵泉穴
位于小腿的外侧，膝关节下方的外侧腓骨小头下方一寸左右的凹陷处。
主治痉挛、抽筋。

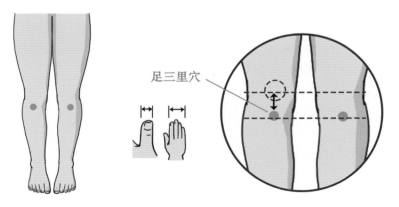

足三里穴
位于外膝眼下方三寸，主治胃肠虚弱、食欲缺乏、腹泻、肝脏疾患、胃痉挛、腿抽筋、胃下垂。

（6）不同部位抽筋的处理：有以下几种方法。

• 脚趾抽筋：朝抽筋的反方向扳脚趾、翘起脚板，坚持 1~2 分钟以上。

• 小腿肌肉抽筋：可以用手抓着脚尖往后扳，拉伸小腿后面的肌肉，然后用手握住小腿部的肌肉慢慢地揉捏，放松肌肉。

• 大腿抽筋：弯曲膝盖，置于胸前，双手抱住小腿，用力收缩数次，然后将腿伸直，反复多次。

• 游泳抽筋：先深吸一口气憋住，身体仰浮，用手抓住脚趾向身体方向拉，用另一只手向下压膝盖，使腿后部伸展。缓解后上岸休息。

（7）如症状不缓解，应及时就医。

04　医院如何处理

如果抽筋症状不缓解或频发，可考虑是疾病因素。就诊后可查电解质、彩超等。如因低钙导致，则静脉补钙，如静脉注射葡萄糖酸钙注射液，也可长期口服钙片。如考虑血管原因，则需进一步治疗。

05　如何预防腿抽筋

（1）适当补充营养：由缺钙引起的抽搐在补充钙的同时，可适当补充维生素 E、维生素 D 等，多食含乳酸和氨基酸的奶制品、瘦肉等，可以促进钙的吸收。

（2）合理锻炼：运动前做好热身运动，运动后及时拉伸。热身运动可以加强局部肌肉的韧性和弹性，而且还可以使肌肉、韧带出现抗磨损的能力。通过拉伸可以降低肌肉内的压力或者张力，促使局部的血液循环加速，也能够加速乳酸代谢，增强肌肉的营养代谢能力，可以使肌肉疲劳性损伤得到明显的缓解。

（3）保暖：尤其是夜晚，注意保暖，避免局部肌肉受寒。

（4）积极治疗原发病。

十七、潜藏在身边的"捣蛋鬼"——过敏

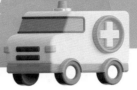

过敏是身体对一种或多种物质的不正常反应，而这些物质对大多数人是无害的。据世界过敏组织统计，世界范围内平均每5~6个人中就有一个存在过敏症状，过敏已经成为"新世纪的流行病"。过敏患者的逐年增多与工业化的生活方式（如进食加工食品过多、与自然界接触减少）、自然环境的变化（空气污染等）、抗生素的过度应用等有关。过敏性疾病可以表现为变应性鼻炎、过敏性支气管哮喘（简称"哮喘"）、特应性皮炎、食物过敏等疾病。

01 什么是过敏，过敏后会出现哪些表现

过敏其实是人体对于外来物质甚至是自身的一种过度免疫应答。人体将无害物质视为有害物质并发生过度免疫应答的现象就叫过敏。简单地说，过敏的发生是由于人体接触了变应原。

在我们常规认识中，过敏就是皮肤瘙痒、红肿，但除此之外，还会出现很多其他症状。过敏出现在消化道时，可能表现为大便次数增多、水样便、肠鸣音活跃等。当你出现打喷嚏、大量的"清水鼻涕"时，往往认为是感冒了，但其实还有可能是过敏导致的，尤其是吸入刺激性气体后。呼吸道的过敏常见的是变应性鼻炎，主要症状为阵发性喷嚏发作、鼻痒、鼻塞以及大量水样鼻涕等。部分可以表现为反复的咳嗽，尤其在吸入刺激性气体后。这些都是呼吸道过敏的一种表现。除此以外，呼吸道过敏更应警惕的是气道的水肿，尤其是喉头水肿，除了"清水鼻涕"和反复发作的咳嗽，如果还出现了"闷、喘、憋"症状，或者呼吸时感觉嗓子有吹口哨的声音，这时可能发生了喉头水肿，严重者可能出现呼吸困难、缺氧等不良后果。除了呼吸道症状、消化道症状外，过敏导致的最严重的为过敏性休克，表现为头晕、面色苍白、低血压、脉搏增快、昏迷等，甚至可能出现多脏器功能损伤。当出现过敏时，有些是单一系统表现，如仅出现皮肤黏膜瘙痒、红肿，有些是多个系统同时出现，当出现休克、呼吸困难症状时，一定要尽早就医。

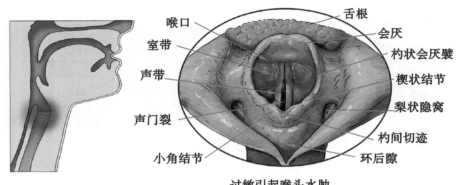

喉口　室带　声带　声门裂　小角结节

舌根　会厌　杓状会厌襞　楔状结节　梨状隐窝　杓间切迹　环后隙

过敏引起喉头水肿

02　变应原有哪些

　　常见的变应原有 2 000~3 000 种,医学文献记载接近 2 万种。它们通过吸入、食入、注射或接触等方式使机体产生过敏现象。常见的变应原如下。

　　(1)引起呼吸道症状的变应原:如花粉、杨絮、粉尘、尘螨、动物毛屑、香烟、烟雾等。

　　(2)引起消化道症状的变应原:如牛奶、鸡蛋、鱼虾、牛羊肉、海鲜以及某些蔬菜、水果等。

　　(3)引起皮肤黏膜症状的变应原:如紫外线、辐射、细菌、霉菌、病毒等。

　　(4)医疗相关变应原:如青霉素、链霉素、异种血清等。

　　(5)其他可导致过敏的情况:精神紧张、工作压力、烧伤等生物、理化因素。

03　如何应对严重过敏

　　过敏症状可轻可重,轻者仅表现为局部过敏,重者可能出现呼吸困难、休克等症状。当出现任何影响到呼吸、血压等情况时,第一时间拨打"120"急救电话。如果在校园内,应及时告诉老师、校医。

　　在等待的过程中可以采取以下措施。

　　(1)如果既往存在哮喘病史,在接触变应原后诱发哮喘发作,首选 β₂ 受体激动剂,能够迅速改善哮喘急性发作时的呼吸困难、咳嗽等症状,如沙丁胺醇、特布他林、克伦特罗。在用药的同时清理口鼻内分泌物,尽量保持平卧位,减少因活动导致的需氧量增加,保证局部通风,有条件的可以给予氧气吸入。

　　(2)当严重过敏导致喉头水肿时,应保证环境通风,保持平卧位,同时可以局部吸入激素类药物,如布地奈德等。

（3）如果喘憋导致口唇发绀,可以尝试人工呼吸。校医在场时或有条件的情况下可以暂时行环甲膜穿刺,临时解决呼吸困难,随后送医。

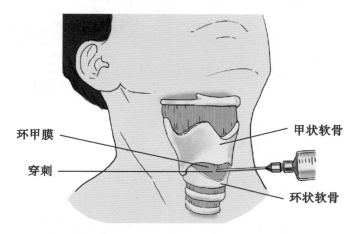

環甲膜

穿刺

甲状軟骨

環状軟骨

04　如何预防过敏

应对过敏可以按照"一避二脱三控"原则去处理。

（1）一避,即避免接触变应原。如已导致过敏,应尽早远离变应原。如果曾经出现严重过敏或反复出现过敏症状,建议至专业医院进行变应原检测,在明确变应原后尽量避免再次接触,防止严重过敏反应的发生。对于室内常见的变应原尘螨、细菌、真菌等物质,应保证每日开窗通风,降低室内环境湿度,同时保证室内环境卫生。对于动物毛屑等导致的过敏,一部分为家养宠物导致,则应尽量避免饲养,其中还有一部分为蟑螂、老鼠等动物导致,则应保证生活环境卫生,定期消杀。对于花粉、粉尘、烟雾等物质导致的过敏,可以通过佩戴口罩、防烟眼镜、头罩等工具预防过敏,在夏秋花粉较多的季节,尽量闭门、闭窗减少外出,室内可用新风系统。在过敏时尽量保证愉悦的心情减少精神心理因素导致的过敏。

（2）二脱,即脱敏治疗。目前脱敏治疗被认为是唯一能改变疾病进程,实现变应原免疫耐受的治疗方法。这种方法可减轻患者症状,提高生活质量、减少药物使用,还可以预防新发过敏,变应性鼻炎发展成哮喘及哮喘发作或加重。脱敏治疗结束后可以长期保持疗效,如果反复出现过敏,应该尽早开始应用。

（3）三控,即出现过敏反应后控制症状。对于呼吸道症状较重的过敏,可以采用鼻喷或吸入性的抗过敏药物。对于皮肤黏膜过敏可以选择局部应用抗过敏药物。如果出现症状较重,范围广,则应全身应用抗过敏药物。

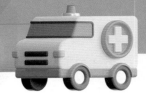

十八、有人晕厥怎么救

日常生活中难免会遇到突发晕厥的情况,当这些情况发生时,作为大学生该怎么办?

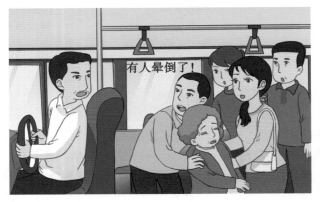

01　认识晕厥

晕厥是指突然发生的一过性全脑血流减少导致的短暂性意识丧失的一种综合征。其临床特点表现为突然发作,不能维持原有姿势而倒地,可于短时间内恢复(一般1~2分钟)。

02　常见晕厥的特点及诱因

(1)反射性晕厥

● 血管迷走性晕厥:是指各种刺激引起血压降低,导致脑部缺氧而引起的短暂意识丧失。发作前有头晕、眼花、乏力、恶心、呕吐等症状,清醒后一般无后遗症。此类晕厥最常见,多能自行恢复。多见于年轻而体质虚弱的女性,通常在站位或坐位时由于情绪紧张、劳累、剧痛、贫血、消耗性疾病等原因诱发。老年人通常在直立位或餐后出现此类晕厥,常伴有心脑血管异常,多为病理性。

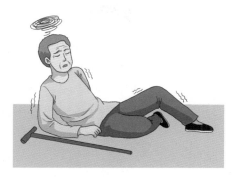

●直立性低血压性晕厥:在发生体位改变时,若自主神经系统功能存在缺陷,不能及时调整血液分布,血液过多存留于内脏和下肢血管,会造成血压降低,随即意识丧失。常发生于由卧位或者蹲位突然站立或长时间站立。此类晕厥持续时间较短,前驱症状不明显。

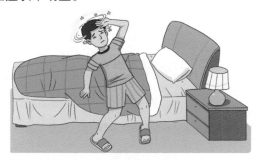

●咳嗽性晕厥:是指在剧烈咳嗽后发生的短暂性意识丧失。本病多见于有慢性呼吸系统疾病的患者。

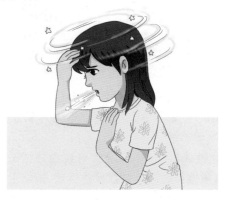

●排尿性晕厥:是指在起床排尿过程中或者排尿后发生的短暂意识丧失,通常可自行恢复。

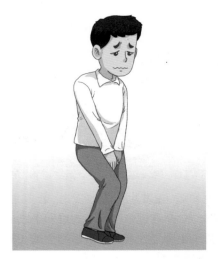

（2）心源性晕厥：任何心脏疾病引起心排血量减少或暂停，从而导致脑缺血后出现的短暂性意识丧失称为心源性晕厥。心源性晕厥是导致晕厥的第二大原因，危险性最高、预后较差。心律失常是导致心源性晕厥最常见的原因。心源性晕厥发作通常与体位无关，用力常为诱发因素。

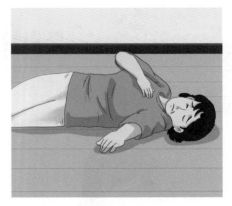

（3）脑源性晕厥：是指供血于脑部的血管发生一时性、广泛性缺血所引起的晕厥。病变常累及延髓心血管中枢，发作延长时常可引起死亡。通常在体位改变时容易诱发。

（4）血液成分异常性晕厥：以下情况常导致血液成分异常性晕厥的发生。①过度换气综合征：常因情绪激动或癔症发作导致，情绪平稳可缓解。②哭泣性晕厥：常在一阵剧烈哭泣后屏气发生，主要见于幼童。③重度贫血性晕厥。④低血糖性晕厥。

03　自己如何处置晕厥

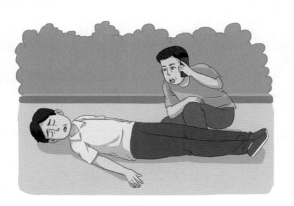

（1）晕厥前迅速平卧，避免晕倒时摔伤，平卧后可适当抬高下肢。

（2）解开衣领和腰带，保持呼吸道通畅。

（3）平复情绪，保持冷静。

（4）防止围观，保持周围空气流通。

（5）同时紧急呼救，前往医院就诊。

04　医院如何处置

晕厥后建议前往医院就诊，查找原因，避免再次晕厥发作。如果晕厥症状反复发作，考虑可能是疾病因素，就诊后可查心电图、心脏彩超、CT、MRI、血常规、生化指标等项目。若晕厥恢复缓慢者，要积极查找原因，必要时根据情况可给予药物对症治疗，如血糖低可给予补充浓葡萄糖治疗；剧烈咳嗽的患者给予镇咳、抗感染等治疗；心率缓慢者，可给予异丙肾上腺素或者阿托品治疗；对于病情复杂的，比如病态窦房结综合征患者则需要住院进一步药物治疗，必要时放置心脏起搏器等。

05　如何预防晕厥

（1）对于体质虚弱的患者要加强体力锻炼，增强体质，避免劳累。

（2）对于精神过度紧张、情绪激动的患者，要进行心理疏导。

（3）疼痛高度敏感者，必要时口服镇痛药物。

（4）活动不要过急、过猛，运动期间有人陪伴。

（5）有基础疾病的，积极治疗原发病。

十九、窒息的急救处理

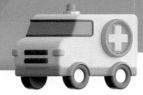

01 什么是窒息

窒息指气流进入肺脏受阻或吸入气体中缺氧而导致的呼吸衰竭或呼吸停止状态。

02 哪些原因会导致窒息

（1）气道阻塞性窒息：分泌物或异物部分或完全堵塞气道导致通气障碍所引起的窒息。

（2）中毒性窒息：如一氧化碳中毒，大量一氧化碳经呼吸道进入血液，与血红蛋白结合形成碳氧血红蛋白，阻碍氧与血红蛋白的结合及解离，引起组织缺氧造成的窒息。

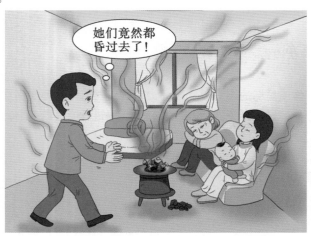

（3）病理性窒息：如重症肺炎、肺纤维化及淹溺等所导致的呼吸面积的丧失，以及新生儿窒息和脑循环障碍引起的中枢性呼吸停止等。

03 窒息的表现有哪些

窒息往往表现为不同程度的呼吸困难,烦躁不安、喘气或咳嗽微弱无力,皮肤、甲床、口唇和面色青紫,心跳快速而微弱,严重时出现面色灰暗青紫,不能说话,甚至出现意识丧失、呼吸停止,如不及时解除窒息,将迅速导致死亡。气道阻塞引起的窒息常呈吸气性呼吸困难,出现"三凹征",即吸气时,胸骨上窝、锁骨上窝及肋间隙同时出现明显凹陷的征象。

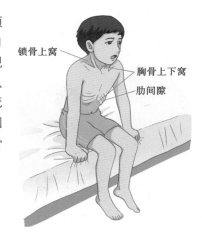

04 自己如何处理窒息

(1)气道异物所致窒息:气道异物有可能危及生命,应尽早配合取出异物,以保持呼吸道通畅。当气道异物卡在声门以上位置引起窒息时,可使用海姆立克急救法(Heimlich 手法)排出异物。其原理为窒息时,患者肺内仍残留气体,此时,给予膈肌以下软组织突然向上的压

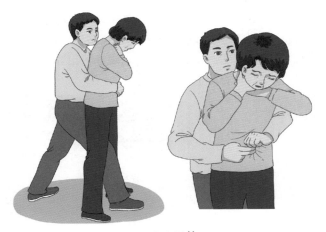

Heimlich互救

力,会使胸腔压力升高,压迫肺脏,驱使肺内残留气体进入气道,从而排出卡在气道的异物。

Heimlich 互救方法:急救者首先以前腿弓、后腿蹬的姿势站稳,然后使患者靠在自己弓起的大腿上,并让其身体略前倾。将双臂从患者两腋下前伸环抱患者,左手握拳,并使虎口侧紧贴在患者肚脐上方两横指处,然后右手从前方握住左手突然用力收紧双臂,使左拳虎口向患者上腹部内上方猛烈施压。施压完毕后立即放松手臂,然后再重复操作,直到异物被排出。

Heimlich 自救方法:患者一只手握拳,使虎口侧紧贴肚脐上方两横指处,另一只手紧握此拳头,用力快速向上、向内冲击。也可弯腰将上腹部抵压在坚硬的

物体上,如椅背、桌子边缘、栏杆等处,连续向内、向上冲击,直至使异物排出。

(2)溺水所致窒息:尽快将溺水者从水中救出,采取头低俯卧位,进行体位引流。迅速清除口、鼻、咽腔中的污水、污物及分泌物,保持气道通畅,拍打患者背部促使气道液体排出。若患者呼吸、心跳停止,应立即进行心肺复苏,切不可因清理气道耽误抢救时机。

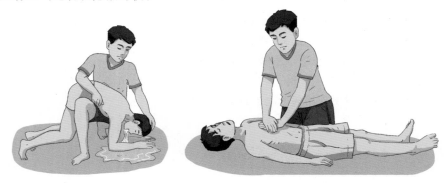

(3)喉阻塞所致窒息:喉阻塞是喉部或邻近器官的病变使喉部气道变窄以致发生呼吸困难。喉阻塞患者的重点是保持呼吸道通畅,处理不及时可引起窒息。可使用口咽通气管开放气道,现场可迅速找到替代物品,如:有弹性的吸管、小口径塑料水管等进行使用。

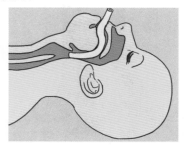

(4)大咯血所致窒息:如为肺部疾病等所致大咯血,有窒息前兆症状时,应立即将患者取头低足高俯卧位,头偏向一侧,轻拍背部,及时吸出口腔内的血块,保持呼吸道通畅。

(5)当自救或互救不能解除窒息时,应立即拨打"120"。

05 医院如何处理窒息

当窒息发生时,迅速解除引起窒息的因素,给予高流量吸氧,保持呼吸道通畅。监测患者生命体征,进行动脉血气分析,评估缺氧程度。

对于气道不完全阻塞的患者,在解除气道阻塞的同时,应查明原因,采取病因治疗和对症治疗。对于气道完全阻塞的患者,应立即解除窒息,做好环甲膜穿刺、气管插管或气管切开的准备。当 Heimlich 手法不能顺利排出异物时,可借助内镜(直接喉镜、支气管镜、纤维支气管镜)取出异物。如确实难以取出异物,应做好开胸手术的准备。

06 如何预防窒息

(1)注意饮食:避免进食曾经导致过敏的食物,避免进食黏性较强的食物,如年糕等。

(2)进食体位:采取舒适的进食体位,一般坐位或半卧位,有利于吞咽,尽量避免卧位进食,减少误吸机会。

(3)科学进食:进食时不要说话,更不要嬉戏打闹,要注意力集中,不要过快进食。

(4)注意水边安全:尽量不玩水,即使玩水也应做好保护措施,避免溺水的发生。

(5)及时就医:当出现过敏症状时,应及时就医缓解症状,避免发生喉头水肿引起窒息而危及生命。当呼吸道疾病导致痰液过多时,应及时就医治疗,避免吐痰不畅引起误吸窒息。

二十、腹泻无小事

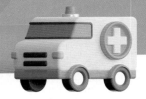

01　什么是腹泻

腹泻俗称"拉肚子"，是指排便次数增多（>3 次/天），粪质稀薄（含水量>85%），排便量增加（>200 克/天）。腹泻常伴有腹痛、排便急迫感、肛门不适、失禁等症状。

02　哪些原因可导致腹泻

腹泻按照病因分为感染性腹泻和非感染性腹泻。

（1）感染性腹泻：是由细菌（大肠杆菌、沙门菌、痢疾杆菌、霍乱弧菌）、病毒（轮状病毒、柯萨奇病毒、诺如病毒、埃可病毒）、寄生虫、真菌等病原体引起的肠道感染所致。感染性腹泻多发生在夏、秋季，常因饮食不卫生引起，多表现为恶心、呕吐、腹泻、腹痛，婴幼儿可出现烦躁不安，常伴有发热，严重时可出现脱水，水、电解质紊乱，甚至危及生命。细菌感染时，大便性状多样，可见黏液；病毒感染时，大便为水样便，多无黏液，可伴呕吐，常发生脱水。

（2）非感染性腹泻：指非细菌、寄生虫或其他微生物感染所致，主要有以下几个原因。①饮食习惯不好：如暴饮暴食，吃太油、太辣食物等引起的腹泻。②过敏性腹泻：因进食容易引起过敏的食物导致腹泻、腹痛。③不良刺激：腹部或肠道受到寒冷刺激、精神因素刺激也会引起腹泻。④其他病理性腹泻：如消化功能障碍性腹泻，可因消化液分泌不足引起；渗透性腹泻，系肠内容物渗透压高导致；动力性腹泻，由肠蠕动亢进引起；吸收不良性腹泻，常因肠黏膜吸收障碍或吸收面积减少等引起。

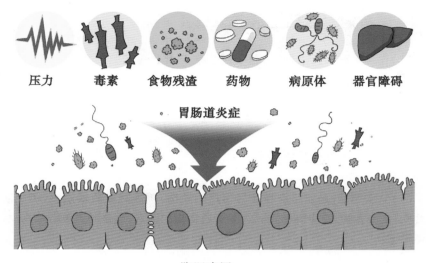

| 压力 | 毒素 | 食物残渣 | 药物 | 病原体 | 器官障碍 |

胃肠道炎症

腹泻病因

03 腹泻有哪些危害

（1）营养不良：胃肠道是人体吸收营养物质的唯一途径，腹泻时肠上皮破坏，胃肠道对营养物质的吸收发生障碍，导致机体能量供应不足，严重的会造成营养不良。

（2）维生素缺乏：长期腹泻会直接影响维生素的吸收，引起维生素缺乏症状，如维生素 A 的缺乏可能导致对暗环境的适应能力下降、眼干、皮肤干燥、易感冒等症状；维生素 B_{12} 缺乏可能导致肢体麻木、精神不振、抑郁、脾气古怪等症状。

（3）水、电解质和酸碱平衡紊乱：腹泻、呕吐导致水分和钠、钾、氯等离子来不及吸收，大量丢失，造成水、电解质失调和酸碱平衡紊乱。如严重腹泻引起低钾血症时，可造成全身无力、神经反射减弱或消失，甚至出现心律失常。

04　腹泻时自己该怎么办

（1）在未明确病因之前，慎重使用止痛药及止泻药，以免掩盖症状造成误诊，延误病情。

（2）一旦出现腹泻脱水的症状，如出现极度口渴、尿少、四肢冰冷，甚至出现意识不清、昏迷等情况，需紧急至医院就诊。

05　腹泻的治疗

（1）饮食调理：是非感染性腹泻治疗的关键，腹泻时应清淡饮食，避免刺激性食物、生冷食物，减少高糖、高脂、高蛋白食物的摄入，调整肠道菌群结构，稳定腹泻情况。

（2）病因治疗：①感染性腹泻应抗感染治疗，根据不同的病原体选择对应的药物抗感染治疗。注意抗生素只用于细菌感染的腹泻，避免滥用抗生素造成细菌耐药。抗生素相关腹泻需停用抗生素，可加用益生菌。②非感染性腹泻，如乳糖不耐受不宜用乳制品，过敏性腹泻应避免再次接触变应原，成人乳糜泻应禁食麸质制品，药物相关性腹泻应立即停用有关药物。③其他病理性腹泻需要根据具体病因，对原发性疾病进行治疗，以纠正腹泻。如慢性胰腺炎相关性腹泻，在胰腺炎治疗痊愈后，腹泻可得以纠正。

（3）纠正水、电解质和酸碱平衡紊乱：口服补液盐，补充维生素、氨基酸等营养物质。

（4）其他治疗：如口服蒙脱石散等肠黏膜保护剂、双歧杆菌等益生菌调节肠道菌群。

06　腹泻的预防

（1）注意腹部保暖：如果是受凉引起的腹泻，日常要注意腹部保暖，保持腹部温度。

（2）不吃变质食物，勤洗手，注意个人卫生。

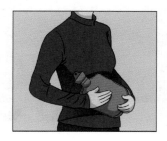 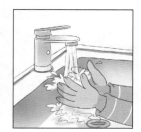 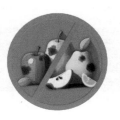

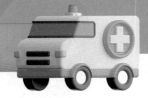

二十一、呕吐知多少

01 认识呕吐

呕吐,是我们生活中,几乎每个人都会经历到的一种病理反应。通俗地讲,呕吐是指在某些刺激下,胃、肠、膈肌、腹肌等处肌肉剧烈收缩,导致胃、肠内的食物和消化液经口排出的过程。

 小贴士

呕吐和咳嗽的区别

1. 呕吐是消化系统的反射,其排出的是食物、胃液等胃肠内容物;而咳嗽是呼吸系统的反射,其排出的是痰液等呼吸道分泌物。

2. 呕吐和咳嗽虽然都是从口腔排出物质,但两者却不大相同。尤其当口腔中排出的是血液时,更容易被误认为是同一症状。

3. 口腔排出物中若含有食物残渣,多为呕血;若含有痰液,多为咯血。

4. 听诊肺部呼吸音,若肺部有湿啰音,多为咯血;若肺部无湿啰音,多为呕血。

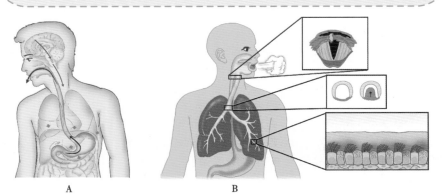

A　　　　　　　　　　B

A:呕吐为消化系统胃肠内容物经口腔排出;
B:咳嗽为呼吸系统痰液等经口腔排出

02 呕吐的原因

引起呕吐的病因很多，几乎涉及身体的所有器官。常见的呕吐原因如下。

（1）消化系统炎症相关呕吐：如胃炎、肠炎、胰腺炎、胆囊炎、阑尾炎、腹膜炎等，会导致胃肠道异常蠕动，进而出现呕吐。

（2）消化系统梗阻相关呕吐：梗阻即为堵塞，常见的消化系统梗阻疾病，如食管肿物、胃肿物、小肠肿物、大肠肿物等所致的消化道机械性梗阻，胃瘫，动力性肠梗阻，粘连性肠

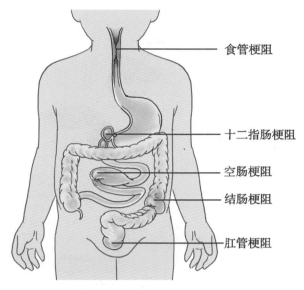

食管梗阻

十二指肠梗阻

空肠梗阻

结肠梗阻

肛管梗阻

消化系统梗阻引起消化道内食物和消化液下排受限，导致呕吐

梗阻，疝，肠套叠，肝硬化，胆石症等都会导致消化道内食物和消化液向下排出受阻，进而食物经口腔排出，引起呕吐。

（3）消化系统破裂相关呕吐：这类呕吐主要见于食管破裂、胃穿孔、肠穿孔等疾病，会引起膈肌和腹膜强烈收缩，引起呕吐。

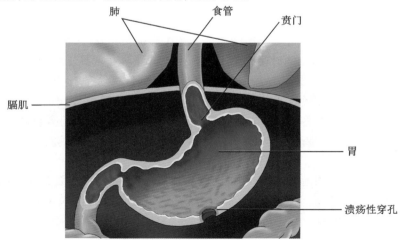

肺

食管

贲门

膈肌

胃

溃疡性穿孔

消化道破裂引起化学性纵隔炎症或腹膜炎刺激膈肌或腹肌引发呕吐

（4）神经系统疾病相关呕吐：常见的有颅脑损伤、颅脑出血、颅脑肿瘤和颅内压增高等，此类疾病常引起喷射性呕吐，伴头痛和视神经盘水肿。

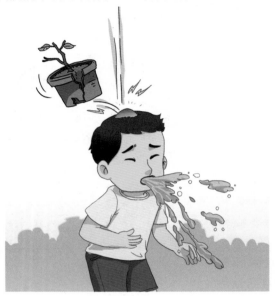

诸如颅脑损伤等中枢神经系统疾病会引起喷射性呕吐

（5）内环境紊乱相关呕吐：内环境是指我们身体细胞所生活的细胞外基质，诸如糖尿病酮症酸中毒、肾功能不全、肾上腺功能不全、甲状腺功能不全会引起内环境紊乱，引发呕吐。

（6）妊娠相关呕吐：主要见于孕早期，多在育龄期妇女性生活后停经 6 周左右出现，多在停经 12 周左右自行消失。若考虑妊娠相关呕吐，需要有早早孕试纸、超声等进一步佐证，同时明确为宫内妊娠或宫外孕。需要注意的是，有极少数孕妇会发展为妊娠剧吐，威胁母体和胎儿安全，需住院治疗。

（7）化学物质相关呕吐：常见有酒精中毒、药物不良反应、食物中毒、农药中毒等。喝酒后的"出酒"，化疗药物的不良反应，毒蘑菇食物中毒，有机磷农药中毒，都会诱发胃、肠、膈肌、腹壁肌肉的异常收缩，引发呕吐。此时的呕吐有助于毒物从人体排出，对人体多是有益的。

（8）其他原因引起的呕吐：除以上常见原因外，尿路结石等泌尿系统疾病，晕车、晕船、晕机等相关晕动病，电解质紊乱，心肌梗死、脓毒症等疾病也会引起呕吐，危害人体健康。

03　呕吐的危害

（1）体内水和电解质紊乱：呕吐会导致体内大量水丢失，严重会引起低血容量性休克，危及生命。呕吐同时也会导致钾、氯等电解质紊乱，严重会导致心搏骤停，危及生命。

（2）消化道撕裂伤：剧烈呕吐会引起食管和胃的黏膜撕裂，轻则引起出血，严重者出血不能自行停止导致上消化道大出血、食管破裂等。上消化道大出血和食管破裂是危及生命的急症，应紧急送医。

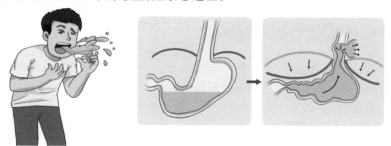

剧烈呕吐可致食管破裂，危及生命

（3）窒息：在颅脑损伤、酒精中毒等有意识障碍的患者呕吐时，呕吐物不能及时从口中排净，并误吸入肺，引起化学性肺炎，导致窒息死亡。因此，对于呕吐的意识障碍患者，应专人照料，必要时送医、留置胃管减压等。

04　呕吐后的现场救护

（1）轻微的呕吐，呕吐后可适当补充淡盐水、电解质饮料等，有利于消除体内潜在的水和电解质紊乱。

（2）呕吐期间进食不宜过饱，食物气味不宜浓烈，宜少食多餐，食物以流质、无渣、易消化为最佳。

（3）醉酒、昏迷时发生呕吐，其他人应将患者头偏向一侧并清除口腔内呕吐物，以减少呕吐物误吸入肺，避免引发吸入性肺炎、窒息等。

（4）剧烈地呕吐，应尽快拨打急救电话（国内为"120"），紧急送医。

05　医院如何处理呕吐

（1）询问病史：有无不洁食物（自制腌菜）、来源不明的食物（毒蘑菇）饮食史，近期有无饮酒等，有无非甾体类抗炎药（如阿司匹林、布洛芬、对乙酰氨基酚等）和化疗药物（如铂类等）的用药史，育龄期女性应询问月经史及性生活史以明确有无怀孕可能。

（2）测量血压明确有无呕吐引起的体内血容量不足。

（3）进行电解质、血常规、大便常规、心电图、腹部 X 射片、腹部 CT、超声等检查。

（4）针对严重的呕吐，到达医院后，医务人员会根据上述评估内容进行针对性的补液（常见有电解质溶液、葡萄糖、生理盐水、维生素等），应用解酒药物，护胃药物（如奥美拉唑、罗沙替丁等），止吐药物（常见有甲氧氯普胺、昂丹司琼、托烷司琼等），并在此基础上寻找病因，进一步治疗。

06 呕吐的日常预防

（1）饮食安全：避免吃不洁食物，避免吃未严格保鲜并充分加热杀菌的隔夜食物，减少不洁食物引起急性胃肠炎导致的呕吐。

（2）适量饮酒：未成年人不饮酒，成年大学生喝酒要适量，避免酗酒、拼酒，减少酒精中毒引起的呕吐。

（3）刺激性药物：不空腹服用，避免药物导致胃肠刺激造成呕吐。

二十二、呕血的急救处理

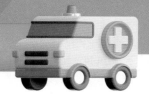

01　什么是呕血

　　每年一度开学季，以及校园集体活动后，大学生聚会此起彼伏。在聚会中经常有人喝酒助兴，也出现了不少因饮酒过量导致吐血的事件发生。那什么是呕血呢？

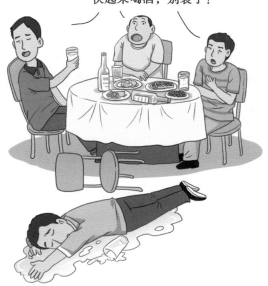

快起来喝酒，别装了！

　　呕血是指呕吐物中含有鲜血或血性物，多由上消化道（食管、胃、十二指肠、肝脏、胆道、胰腺等）疾病或全身性疾病引起。在判断是否为呕血前，必须排除咯血的情况，即口、鼻、咽、气管及肺部的出血。

鉴别要点	呕血(消化道)	咯血(呼吸道)
病因	消化道溃疡、肝硬化、急性胃黏膜病变、胃癌等	肺结核、支气管扩张、肺脓肿、肺癌等
出血方式	呕出,可为喷射状	咳出
出血颜色	多为暗红色,有时为鲜红色	鲜红色
血中混杂物	食物残渣、胃液	痰、泡沫
酸碱度	酸性	碱性
出血前兆	上腹部不适、恶心、呕吐	喉部瘙痒、胸闷、咳嗽
黑便	有,呕血停止后仍可持续数日	无,若咽下血液较多可有

02 呕血的常见病因有哪些

（1）最常见病因有消化性溃疡、食管胃底静脉曲张破裂、急性胃黏膜病变和胃癌等。

（2）其他病因：食管贲门黏膜撕裂伤、食管癌、食管炎等食管疾病；胃、十二指肠息肉、十二指肠憩室等胃、十二指肠疾病；胆管结石、胆管癌、胆囊癌、肝血管瘤破入胆道等所致胆道出血；胃泌素瘤、胰腺癌、急性胰腺炎等胰腺疾病。

03 呕血的表现有哪些

呕血的表现取决于出血量、出血速度、出血部位及性质，并且与患者的年龄及有无血液系统疾病等有关。

当胃内积血量>250毫升时可引起呕血。一次出血量<400毫升时,机体可代偿,多不会引起全身症状。一次出血量>400毫升时,可出现头晕、心悸、乏力、口干等症状。短时间内出血量>1 000毫升,即为急性消化道大出血,可出现头晕、冷汗、无力、晕厥和意识障碍等休克表现。

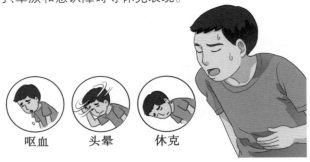

呕血　头晕　休克

04　呕血时如何自救

（1）保持呼吸道通畅：一旦发生呕血，应立即禁食水，保持卧位（尽可能侧卧或将头偏向一侧），头低足高，避免将呕吐物吸入气管引起窒息。

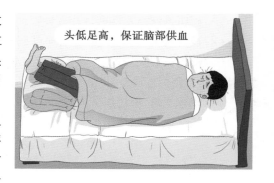

头低足高，保证脑部供血

（2）及时拨打"120"：发生呕血时若无人在身旁，在能保持自己呼吸道通畅的前提下，尽早拨打"120"，以及拨打同学、老师的电话寻求帮助。若发生呕血时有同学在身旁，可请同学帮忙拨打"120"，同时尽快联系校医院医务人员，给予止血、补液、抗休克等对症处理。

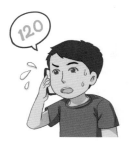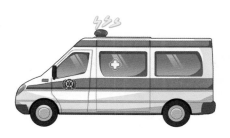

（3）其他：当同学发生呕血时，除上述互救措施外，还应消除患者紧张情绪，并严密观察意识、呼吸、脉搏、体温等生命体征，少搬动患者。有条件时还可留取呕吐物，估计呕血量，并到医院化验。

05　医院如何处理呕血

（1）在积极止血、补充血容量及生命体征平稳的基础上，尽快进行胃镜检查，以明确出血病因、部位和出血量。

（2）当胃镜未能发现病灶时，可行选择性血管造影，并在操作过程中经导管栓塞止血。

（3）当各种检查均不能明确出血灶，又存在持续大出血可能危及生命时，需手术探查。

06 如何预防呕血

（1）积极治疗原发疾病，如胃、食管、肝脏、胰腺等部位的疾病。

（2）规律饮食，少食多餐，少食辛辣刺激性食物，避免暴饮暴食。

（3）避免长期大量饮酒，酒精性肝硬化及饮酒后剧烈呕吐所致的食管或贲门撕裂伤也会引起呕血。

（4）规律作息，不过度劳累，避免情绪激动，以免引起应激性溃疡而呕血。

（5）适当锻炼，以增强机体免疫力。

二十三、痛经

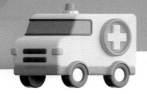

01 什么是痛经

痛经是妇科最常见的症状之一，是指行经前后或月经期出现的下腹部疼痛、坠胀，可伴有腰酸或合并头痛、乏力、头晕、恶心等其他不适，严重者可影响生活和工作质量。

痛经可分为原发性和继发性两类，前者是指生殖器无器质性病变的痛经，占痛经90%以上；后者指盆腔器质性疾病如子宫内膜异位症、盆腔炎性疾病等引起的痛经。

02 发生痛经的原因

（1）原发性痛经：发生主要与月经来潮时子宫内膜前列腺素（prostaglandin，PG）含量增高或失衡有关。痛经患者子宫内膜和月经血中 PGF 2α 和 PGF 2 含量均较正常妇女明显升高，尤其是 PGF 2α 含量升高是造成痛经的主要原因。PGF 2α 含量高可引起子宫平滑肌过强收缩，血管痉挛，造成子宫缺血、缺氧状态而出现痛经。血管加压素、内源性缩宫素以及 β-内啡肽等物质的增加也与原发性痛经有关。此外，原发性痛经还受精神、神经因素影响，疼痛的主观感受也与个体痛阈有关。

（2）子宫内膜异位症：是青少年继发性痛经的首要原因，是一种慢性疾病，在青少年中常被忽视导致延误诊治。

03 痛经的表现

（1）发病时间：青少年痛经常为原发性，从有排卵开始出现，通常是在月经来潮的 6~12 个月内发病。

（2）痛经的症状：疼痛常于月经来潮后开始出现，最早可出现在经前 12 小时,以行经第 1 天疼痛最剧烈,持续 2~3 天后缓解。疼痛多呈痉挛性,通常位于下腹正中,可放射至腰部和大腿内侧。

（3）伴随症状:可伴恶心、呕吐、腹泻、头晕、乏力等症状,严重时面色发白、出冷汗。

04 如何自我处理痛经

（1）指压疗法:指压疗法是一种来源于针灸的无创非侵入性中医技术,通过刺激穴位来达到治疗目的。缓解原发性痛经通常采用的穴位为三阴交,其位于踝关节内侧,踝骨上方三横指处。

（2）芳香按摩法:芳香按摩法是将按摩法与芳香疗法相结合,使其对缓解疼痛起到协同作用,在国外已被应用到原发性痛经领域。

（3）其他措施:包括在饮食上忌生冷辛辣,多食温热食物。此外规律的有氧锻炼、局部热疗、情绪表达、足够的休息睡眠、戒烟等对痛经均有积极治疗作用。

05 医院如何处理痛经

（1）药物治疗:包括以下两种药物。

● 非甾体抗炎药(nonsteroidal anti-inflammatory drug,NSAID):NSAID 可阻断 PG 产生,是痛经的一线治疗方法。如布洛芬、萘普生等可以通过抑制环氧化酶而减少 PG 的生物合成,缓解子宫痉挛性收缩,从而减轻大多数妇女的痛经症状。但有恶心、呕吐、腹泻或胃、十二指肠溃疡等消化道不良反应。

● 激素药物:如果 NSAID 未明显减轻青少年痛经症状,可使用激素类药物,也可作为一线治疗,包括复方口服避孕药、避孕药贴剂或孕激素避孕药、甲羟孕酮、左炔诺孕酮宫内缓释系统等。激素药物治疗痛经的机制是抑制子宫内膜增生,抑制排卵,减少 PG 和白三烯的产生,还可减少月经量。

（2）手术治疗:当保守治疗无效,有用药禁忌证,或痛经症状影响到日常工作和生活时,可考虑手术治疗,但一般很少采用。采用腹腔镜下子宫骶神经切断术、前神经切断术或子宫神经消融术,阻断来自盆腔的痛觉信号转导通路。

06 如何预防痛经

（1）注意经期卫生,避免剧烈运动及过冷刺激。平时加强体育锻炼,增强体质。

（2）避免不洁性生活,注意避孕,尽量避免宫腔操作。

（3）定期行妇科普查,早期发现疾病,早期治疗。

二十四、科普小谈之胸痛

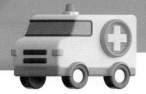

很多人都有过胸痛的经历。我们胸部的皮肤、骨、心脏、肺里面负责感觉的细胞受到刺激的时候,胸痛就会"找上门来"。胸痛是个"走位"高手,经常游走于胸部,还经常和身体的其他器官"互动"。有的时候让您的肋骨隐隐作痛,有时候不但让您心痛无比,还会"架着"您的肩膀,"拐着"您的胳膊,像是被警察抓住一样。您知道吗?胸痛还和您的情绪有关系!古

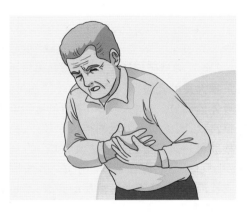

人有诗云:"世间无限丹青手,一片伤心画不成",人生失意,就算把世界上所有的画师都找过来,也画不出心痛的感觉。

01 胸痛的时候,是什么在痛?

胸痛是临床上常见的症状,发生在颈部以下、肋骨下缘以上的疼痛,都认为是胸痛。

这就要提到我们的胸部结构了。简单来说,胸部就是一个要"大气球",包着一个"小气球"。"大气球"有一定的弹性,由肋骨、胸骨和一些肌肉、皮肤等组织围成。"小气球"就是肺,弹性很好,它通过呼吸道与外面的空气相通。"大气球"和"小气球"之间的部分叫作胸膜腔,胸膜腔里是没有气体的,与"气球"外面不相通,当"大气球"扩张时,胸膜腔带着"小气球"一起扩张,这样,新鲜的空气就会进入我们肺部,完成吸气运动。当我们呼气时,"大气球"恢复到扩张前的大小,此时由于胸膜腔的存在,"小气球"也就是我们的肺部仍然保持一定程度的充盈,而不至于"跑气"。

"气球"的中间部分有一个"打气筒",也就是我们的心脏和大血管。"打气筒"外层含有"保鲜膜"包裹,也就是我们医学上所说的心包。"打气筒"负责收

集身体静脉的血液到"小气球"里,在肺的"撺掇"下,血液里溶解的气体会和新鲜空气来一场亲密的邂逅,然后充满活力、精神焕发的血液(含有更多氧气的血液)会被"打气筒"输送到身体各处,为身体代谢活动"添砖加瓦"。此外,胸部还有"保卫处及保安培训中心"胸腺,"食物运输司"食管,"司令部"胸髓等重要的结构。胸部和下面的肝、胃、横结肠等是"邻居",有时候邻居家有"急事",也会让我们感觉胸痛。

02 引起胸痛的常见原因

(1)胸壁病变(大气球"破"了):不小心擦破了皮,或者不注意个人卫生,皮肤上面长了个脓包,构成"大气球"的相应皮肤部位会感到疼痛。平时做一个"肥宅",突然受好朋友邀请,酣畅淋漓地打了一下午羽毛球,第二天会因为胸肌沉积大量的乳酸,或者胸肌肌肉拉伤导致胸痛。这些疼痛大家可以自己指出来具体的部位。对"大气球"主导的呼吸功能没有什么影响。当肋骨发炎,肋骨被撞击时,因为肋骨附近的神经比较多,我们感受到的胸痛是比较剧烈的。当很多根肋骨一起骨折的时候,"大气球"的一部分气球壁被严重破坏,不能继续带动"小气球"进行呼吸运动。于是"小气球"就在肋骨骨折处放飞自我,吸气的时候它反而塌陷,呼气的时候反而突出,严重影响我们的呼吸功能,医学上我们称为"连枷胸"。

(2)呼吸器官病变(小气球"坏"了):小气球里有美丽的"树林"支气管,"树林"上结着数不清的"果子"(肺泡),还有蜿蜒的"小溪"(血管),是个微风和煦,山清水秀的好地方。细菌、病毒最喜欢来"景区"度假,没事时搞破坏,扔"垃圾"(毒素),摘"果子",折"树枝"。让"景区"里满目疮痍,"脏水"(渗出液)横流。这时候我们的身体会召集免疫士兵来和这些"法外狂徒"打架。把我们的身体当作战场,发动热火朝天的战争,我们就感到了胸痛。有时候战争会陷入泥潭,导致"小气球风景区"再也无法恢复往日的风景秀丽,胸痛会持续很长时间。

如前所述,"打气筒"负责安排血液和新鲜空气约会,也负责安排一些血液给约会场地"小气球"提供"餐饮"(营养)。有时候"打气筒"的"气带"(血栓,气体栓塞等)堵了,新鲜空气已经来到了"小气球"的约会地点,血液却因为路上堵车未能赶到。这时候,负责提供餐饮的血液以为自己"机会来了",企图通过支气管旁边的小路赶到约会地点。这就乱套了,不但约会场地没有了营养而坏死,一些小血管也因为过度扩张而破裂,这不但会引起剧烈的胸痛,还会出现咯血、呼吸困难等。

胸膜腔里是没有气体的,帮助"大气球"带动"小气球"扩张。胸膜腔里进了气体(外伤)、液体(感染,出血),会因为胸膜腔压力增加导致胸痛。最后,肺部的细胞叛变,变成癌细胞,时间长了以后会无差别地挤压正常细胞的地盘,跟他们争营养,壮大自我。这些内部的叛徒所引起的胸痛令患者难以忍受的,常需要强效的阵痛药物才能有所缓解。

(3)"打气筒"坏了(心血管病变):"打气筒"由"气筒"(心脏)、"气筒膜"(心包)、"能源输送系统"(冠状动脉)、"气带"(肺动脉,主动脉等)组成。冠状动脉狭窄、阻塞、能源系统坏了,"气筒"就无法正常工作,引起心肌缺血,甚至坏死。轻者会表现胸闷,重者会感觉胸骨像有一根针插入来回捻转一样的疼痛,左胳膊也会跟着一起疼痛,也会引起呼吸加快,精疲力竭等。

"气筒膜"与"气筒"之间的空间叫"心包腔",细菌、病毒来心包腔里度假扮"垃圾",或者血液进入心包腔里,心包腔压力增大,心脏的泵血功能受到严重影响,"打气筒"不能正常工作,组织代谢会受到严重影响,危及生命。

"气带"坏了也会导致严重的胸痛。主动脉夹层是一种十分严重的胸部急症。主动脉壁是由三层结构组成,主动脉腔内的血液从主动脉内膜撕裂处进入主动脉中膜,使中膜分离,形成了与原来血管腔并行的假的血管腔。患者会出现严重的胸痛,这种疼痛剧烈难以忍受,呈刀割或撕裂样,伴有濒死感。

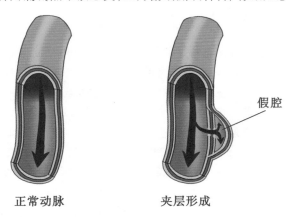

正常动脉　　　　夹层形成

(4)其他疾病:"保卫处及保安培训中心"(胸腺)发生肿瘤,会压迫周围的器官导致胸痛。"食物运输司"(食管)发炎、破裂、癌变,也会导致胸痛,"司令部"(胸髓)及其深入到组织内的"爪牙"(神经纤维)受到病毒的攻击,会引起神经性胸痛。"邻居"(肝、胃、横结肠等)有急事,如肝脓肿等,也会导致胸痛。此外,医生在进行体格检查时出现胸骨压痛,有时提示白血病、恶性淋巴瘤。

03　急性胸痛的家庭急救有哪些误区

误区一:忍一忍就过去了

很多人对于胸痛不以为然,总是觉得忍一忍就过去了,其实这是错误的。发生胸痛时,患者需要及早寻求医生的帮助,并第一时间察觉到病因,这样才可以抓住治疗的最佳时间，以免病情恶化。

误区二：胸痛自己开车去医院

很多人对胸痛不以为然，尽管想要检查，但是自己开车去医院，不管是自己开车还是坐车，一旦出现紧急状况，就会变得束手无策。

误区三：救护车到了才处理

心源性猝死的高发期在晚上或者凌晨，病情发作时，每耽搁 1 分钟，抢救的成功率就会下降 10%。因此要掌握基本的心肺复苏救治方法，抓住关键时候，才可以挽救生命。因此，当发生胸痛时，一定要注意及时处理，做好急救措施，不能等专业人员来了才处理。

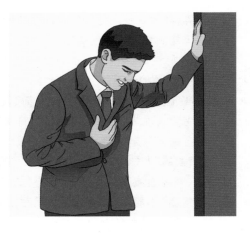

04　出现胸痛时该如何就医

一些疾病引起的胸痛有特定的部位，我们可以自己简单判断。例如肋骨病变多有相应部位的明显压痛；胸膜炎所致的胸痛常与呼吸运动相关，吸气时较明显；心绞痛，心肌梗死常在胸骨后或心前区，且放射至左肩及左臂内侧；纵隔或食管疾病所致的疼痛常在胸骨后。但大多数的胸痛常定位不明，当出现胸痛时，医生除做详细体格检查及一般化验检查之外，必要时还需借助 X 射线透视或摄片、心电图、超声、CT、核素灌注心肌断层显像等检查，以协助诊断胸痛的病因。

有时引起胸痛的疾病是十分凶险的，像主动脉夹层、急性心肌梗死等医生需要争分夺秒地做出诊断并采取紧急措施救治并干预疾病进展。总之，引起胸痛的疾病有多种，一旦出现持续性胸痛，应及时前往医院就诊，以免延误病情。

二十五、癔症

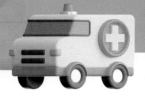

01　什么是癔症

癔症,又称"歇斯底里症",是分离(转换)性障碍的旧称,主要由一些精神因素,如生活应激事件、内心的冲突、受暗示或者自我暗示等导致容易受暗示的人出现精神症状的一组疾病。

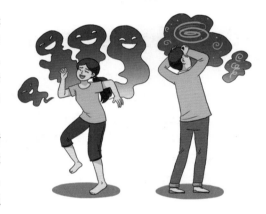

癔症是一种很有代表性的精神障碍,包括分离性障碍和转换障碍。分离障碍指个体的某些体验、思维和行为在一定程度上从意识中剥离。转换障碍,指癔症的躯体表现,这些症状与神经系统疾病不相符,但它们是真实存在的,可造成患者痛苦和(或)心理及社会功能的损害。

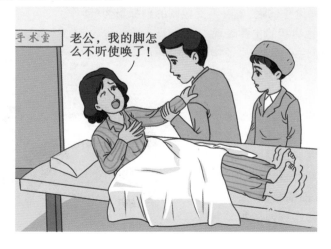

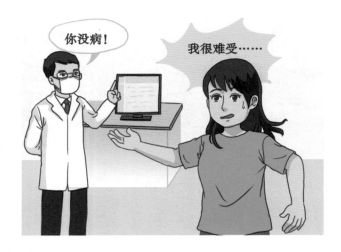

02 癔症有哪些表现

（1）分离性症状的主要表现

1）遗忘：会反复发生遗忘。患者通常表示无法记起某段时间的事情（通常为数小时），这些记忆可能与某些情绪状态或行为（如暴怒）相关。

2）人格解体：是一种与自我脱离或疏远的感觉，例如感到处于自身之外或从外部看到自己。

3）现实解体：对外界感到陌生或不真实。

4）自我改变：感到自己的一部分与另一部分明显不同。

5）多重人格障碍：两个或者多个独立人格交替出现，在某时刻只出现某一种人格，完全意识不到另一种人格的存在。

6）恍惚状态：是指个体对切身环境的感知缩窄，表现为只对环境中个别的刺激有反应，常见于催眠，或者不受控制的刻板行为/动作。

（2）转换性症状的主要表现

1）非癫痫性发作：发作前常有明显的心理诱因，抽搐发作无规律性，没有强直及阵挛期，常为腕关节、掌指关节屈曲，指骨间关节伸直，拇指内收，下肢伸直或全身僵硬，呼吸阵发性加快，脸色略潮红，无尿失禁，不咬舌，意识虽似不清，但可受暗示使抽搐暂停，发作后期肢体不松弛，发作可持续数分钟或

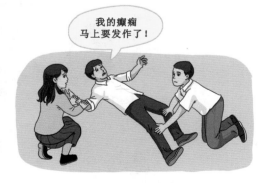

数小时。

2）无力和麻痹：无力在转换障碍患者中常见。患者常诉有掉落东西史，或"拖着腿走路"或受累腿突然屈曲史，多出现某侧肢体无力，也有出现双腿无力的情况。患者通常诉说感觉不到受累肢体是他们身体的一部分或觉得这部分肢体不"属于"自己，这也可以解读为一种人格解体。

3）运动障碍：表现为动作减少、增多或异常运动。肢体震颤、抽动和肌阵挛；不能起立、不能行走等。

4）言语障碍：通常表现为轻声低语、声音嘶哑或不能发音等。

5）癔球症：又称咽癔球症，描述的是感到咽部有"块状物"或"球状物"堵塞的转换性症状。

6）感觉症状：表现为躯体感觉缺失、过敏或异常，或特殊感觉障碍。感觉缺失范围与神经分布不一致；感觉过敏表现为皮肤局部对触摸过于敏感。

7）视觉症状：表现为间歇性视物模糊、复视（眼集合运动痉挛所致）、眼球震颤、视野缺损或完全失明。

8）认知症状：表现为注意力和记忆力减退、流畅性损害、说话时词汇混乱、找词困难、反应速度变化不定。

03 哪些表现不是癔症

（1）中毒：酒精或助眠类药物中毒可致遗忘发作。

（2）遗忘：可由一般躯体疾病引起，包括各种痴呆及癫痫发作。

（3）诈病：故意假装患有某种疾病，以获得明显的外部利益，如金钱、住房、药物或逃避工作、刑事诉讼

（4）神经系统疾病：比如癫痫发作等。

04 为什么会患癔症

癔症发病的具体机制尚不清，但是以下情况是发病的重要因素。

（1）表演型人格更加容易得此病。

（2）心理因素或生活应激事件，如创伤、人际冲突、近期或早期应激源均可导致癔症的发病。

（3）神经系统的器质性病变可促进癔症的发生和发展，如多发性硬化、颞叶局灶性病变等。

05　如果发生癔症该怎么办

（1）心理治疗：开展疾病教育，建立良好的医患关系。对于少数患者，解释诊断并予以鼓励即可康复。

（2）药物治疗：癔症患者常伴有焦虑、抑郁、疼痛、失眠和身体不适感等症状，可应用药物对症治疗。患者如伴有情绪或睡眠问题，可分别采用抗抑郁药物、抗焦虑药物或镇静催眠类药物；如合并精神症状，可采用抗精神病药物治疗。

06　生活中如何预防癔症

（1）生活中正视自身的缺点，改善人际关系，保持心情愉悦。

（2）学会正确认识癔症，它是心理的一种疾病，如果出现癔症的可疑表现，需要及时至精神心理门诊就诊。

二十六、不可忽视的急性腹痛

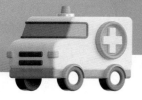

　　急性腹痛又称急腹症,是以突发腹痛为主要症状的一类疾病的总称,是急诊就诊最多的疾病之一。腹痛的原因有很多种,其发作起来病情可轻可重、病程可长可短,有时让人无法忍受的剧痛其实并无大碍,但有时候轻微的疼痛却可能是严重疾病的表现。腹痛也不一定是消化系统的问题,其他器官系统出现问题也可能以腹痛为首发症状。急性腹痛有起病急骤、病因复杂、诊断困难、病情严重程度不一的特点,所以急性腹痛的诊治有"医学黑洞"之称。那么导致急性腹痛的常见疾病有哪些? 我们在日常生活中,如果遇到急性腹痛应该如何做呢? 出现腹痛我们该如何就医呢?

01 常见急性腹痛

　　(1)急性胃肠炎:发病前常有不洁饮食史,或共餐者也有类似症状病史。腹痛以上腹部和脐周围为主,常呈持续性疼痛伴阵发性加剧并伴有发热、恶心、呕吐、腹泻。

　　(2)急性阑尾炎:阑尾位于盲肠底部,是一段细细长长的管状构造,容易被粪便或食物残渣卡住后引起发炎、肿胀、溃烂、坏死。阑尾发炎初期70%~80%患者会觉得肚脐周围闷胀很不舒服,接下来疼痛的位置逐渐转移到右下腹,少数患者起病时即感右下腹痛。起病时除了中上腹持续性隐痛还可伴恶心、呕吐或腹泻,严重者可有全身无力、精神差。如出现发热通常表明阑尾炎症较重,甚至阑尾已经坏疽、穿孔。阑尾炎的诊断通常并不容易,还需要做检查以便与右侧尿路结石、妇科炎症及卵巢囊肿扭转、异位妊娠、胃或十二指肠溃疡穿孔、梅克尔憩室(Meckel 憩室炎)、盲肠憩室炎、盲肠肿瘤、克罗恩(Crohn)病等鉴别。对于急性阑尾炎的治疗首选是手术。

　　(3)急性胆囊炎:急性胆囊炎多伴有胆囊结石,常在高脂肪饮食后发作。典型症状表现为右上腹持续性疼痛,有些可向右肩部放射,多伴有恶心、呕吐,如病情持续加重可伴有发热。

　　(4)急性胰腺炎:急性胰腺炎的病因复杂多样,包括胆源性、代谢性、酒精性、血管性、外伤性、感染性、药物性、自身免疫性及其他遗传因素等。我国发病率最高的三类急性胰腺炎分别是:胆源性急性胰腺炎、高脂血症性急性胰腺炎、酒精性急性胰腺炎。常在暴饮暴食或酗酒后突然发病,通常表现为上腹部持续性疼痛,向左腰背部放射,可有恶心、呕吐;重症患者腹痛迅速扩散至全腹,常有发热,并在早期出现休克或多脏器功能不全综合征,严重者危及生命。

(5)急性盆腔炎:是青年女性患者引起急性腹痛的常见原因。表现为下腹部持续性疼痛或弥漫性腹痛。大部分都出现在经期或月经刚停止的时候,且常有盆腔炎症的既往病史、早产、引产、流产、妇科检查操作史或不洁性生活史。可伴有恶心、呕吐、尿频、尿急、尿痛,重者有畏寒、发热。

(6)胃、十二指肠溃疡穿孔:胃、十二指肠溃疡好发于中青年,以中上腹痛为主,多为持续性痛,多在空腹时发作,进食后或服用抗酸剂可以缓解其特点。当发生溃疡急性穿孔时,突发上腹部剧烈疼痛,持续性刀割样,并在短期内迅速扩散至全腹,可伴有恶心、呕吐。如同时合并溃疡出血时可有呕血或黑便。如既往有溃疡病史,突发上腹部持续剧烈性腹痛时应考虑溃疡穿孔,此时应立即前往急诊就诊,一旦确诊溃疡穿孔多数需急诊手术治疗。

(7)异位妊娠破裂:异位妊娠破裂是受精卵在子宫外附着的情况,如育龄妇女停经超过6周或数月者突发性、持续性下腹剧痛可伴有阴道少量流血,应考虑此病。该疾病一旦确诊需急诊手术治疗。如果不加以治疗,可能会导致危及生命的大出血。

(8)急性肠梗阻:急性肠梗阻是因为小肠或大肠部分或完全堵塞时,导致肠道内的食物或气体无法正常通过肠道,进而引发严重的疼痛。导致肠梗阻的病因极其复杂,有些肠梗阻可自然缓解,有些需要禁食水、留置胃管等治疗,而有一些肠梗阻可能需要尽早手术治疗。所以如果出现不能很快缓解的腹部阵发性绞痛、呕吐、腹部胀气和无法排气、排便需急诊就医。

(9)尿路结石:尿路结石是泌尿系统各部位结石病的总称,根据结石所在部位的不同,分为肾结石、输尿管结石、膀胱结石、尿道结石。其中以输尿管结石导致急性腹痛最为常见。输尿管结石起初是腰痛,当结石向远端输尿管移动时,疼痛也会移到下腹部,呈阵发性剧烈绞痛可伴有恶心、呕吐。男性病人可有同侧睾丸反射痛,女性可有同侧阴唇放射痛,疼痛发作时可伴有血尿。

(10)急性心肌梗死:急性心肌梗死多表现为心前区压榨样疼痛并向左肩或双臂内侧部位放射。多在劳累、紧张或饱餐后突然发作,常伴有恶心,严重者可致休克甚至猝死。如果心肌梗死的范围较大且靠近膈肌可表现为上腹部疼痛,所以对于上腹部疼痛的患者除了考虑腹腔脏器病变外应排除心肌梗死的可能,尤其是既往有冠心病病史的患者。

(11)胸、腹主动脉夹层:主动脉是体内最粗的一条动脉,是心脏泵血之后的主干道,分为升主动脉、主动脉弓和降主动脉三段。其中降主动脉又以膈肌的主动脉裂孔为界,分为胸主动脉和腹主动脉。主动脉的结构像洋葱一样是分层的,分为内膜层、中膜层及外膜层。如果主动脉血管壁的中膜因各种原因(如高血压或结缔组织缺陷)受损后,加上血管壁内膜破裂,血流经由内膜的裂孔,进入血管壁中,将血管内膜和中膜撕开,而血流可以在此撕裂开的空间中流动,形成所谓的假腔。由于假腔的形成,主动脉的管腔一分为二,而假腔通常会压迫所谓的真腔,可能会造成身体各处的血液供应不足,形成肢体或脑部的缺血现象。又由于假腔的外围不是完整的血管壁结构,因此较为脆弱,容易破裂造成大出血或心脏压塞死亡。主动脉典型症状是胸痛,主要以突发性似肌肉被撕裂般的疼痛,如果假腔累及腹主动脉则可出现腹痛。主动脉夹层死亡率高,一旦确诊需争取手术治疗。

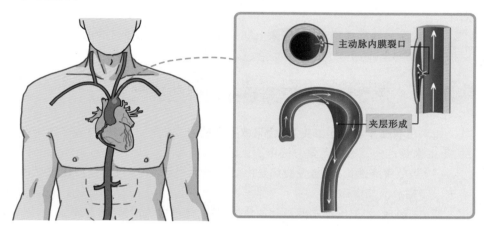

主动脉夹层

要提醒大家,除了以上提及的病因,导致腹痛的病因还包括肠系膜血管缺血性疾病、腹主动脉瘤破裂、肋间神经痛、胸膜炎、急性心包炎、糖尿病酮症酸中毒、血卟啉病、系统性红斑狼疮、白塞综合征、腹型紫癜、铅中毒等。不仅消化系统的问题会造成腹痛,其他系统的疾病也可有腹痛表现,要鉴别诊断的疾病非常之多啊!

02 急性腹痛的病因

急性腹痛的病因较复杂,患者一旦在家中出现急性腹痛,应需要注意以下几点。

(1)一旦发生急性腹痛,患者需卧床休息。患者可保持较为舒服的体位,通常取下肢屈曲的半卧位可缓解腹痛,如果腹痛合并腹腔渗液半卧位还可将炎性渗液局限在盆腔内,减缓炎症的进一步播散。同时家人或患者自己应尽快拨打

"120"进行急救。

（2）急性腹痛往往起病急、病情重，患者易出现焦虑、恐惧等不良心理反应。此时家属需要对患者进行安抚，稳定患者的情绪。

（3）在未就医前患者应禁食、禁水。就医并明确诊断后，患者方可根据医嘱进食或饮水。

（4）禁止患者服用止痛药，口服止痛药不仅可能掩盖病情且可能加重病情，如胃、十二指肠溃疡穿孔时若口服止痛药可进一步加重溃疡，导致溃疡出血及穿孔扩大。

（5）陪护家属应记录好患者腹痛的性质、部位、程度及伴随症状等，因为腹痛患者就医时由于剧烈腹痛可能无法具体描述自己的病情，导致诊断困难。

（6）对于一些疼痛难耐、在病床上翻来覆去、出现烦躁情绪的患者，要注意保护他们的安全，防止坠床等意外发生。

03 急性腹痛的家庭急救有哪些误区

如果患者在家出现腹部疼痛，会采取不同的方式应对，但有些方法却是错误的，下面来盘点一下家庭急救方法中的误区。

（1）热敷疼痛部位：如急性腹痛是由脏器炎症引起，热敷可能会促使腹部炎症进一步播散而加重病情。

（2）喝热水：如果出现不明原因的急性腹痛，患者应暂时禁食、禁水。

（3）休息一下忍一忍：一旦患者出现急性腹痛，应尽快就医，以免贻误最佳的治疗时机，造成更加严重的后果。

04 如遇急性腹痛该如何就医

由于腹痛病因复杂，且需要快速判断病情明确诊断，有些急性腹痛患者可能还需急诊手术治疗，因此，如遇腹痛建议尽快就医。如腹痛剧烈可拨打"120"送至急诊科就诊，如自行就医可至社区全科门诊就诊，如社区不能明确诊断且腹痛无缓解需尽快转至上级医院急诊科就医。通常来说急诊科医师比专科医师对于腹痛的诊断更有经验，即便腹痛病因涉及某一专科也可通过急会诊以尽快明确诊断，且一些大型医院的急诊科设有专业的治疗急性腹痛的团队。就医后医生从病史询问、体格检查、实验室检查及X射线或超声等检查结果进行判断，列出可能的问题再抽丝剥茧地找出问题予以处理。这一过程可能需要一段时间，对于一些诊断较容易的患者，医生可以很快给出诊断及治疗方案。因急性腹痛病因复杂及有些急性腹痛在疾病的早期无特异性症状而难以诊断，所以有一些急性腹痛患者经过急诊门诊的常规检查仍无法明确诊断,而需要留院观察或入院后进一步检查以明确诊断。

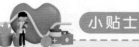

　　这部分内容除了让大家了解导致腹痛的常见病因及临床表现,还希望大家认识到如出现突发腹痛或者腹痛症状持续存在、无法自行缓解时绝不可忽视。还需要提醒大家:急性腹痛病情复杂凶险,如遇腹痛应当及时就医并在就医前做好恰当的自救,而不应依据本书内容自行诊断或者用药,以免延误病情。

二十七、心脏性猝死的预警信号及急救

01 认识心脏性猝死

心脏性猝死是指因心脏问题导致的自然死亡,特征是突然失去意识,死亡发生在症状急性发作后的 1 小时内。心脏性猝死的主要原因是心搏骤停,即心脏突然停止了射血功能,这会导致脑部血液供应中断,10 秒左右就会失去意识。如果及时救治,可以挽救生命,否则会导致生物学死亡。据统计,我国心脏性猝死的发病率为每 10 万人中有 41.84 人。

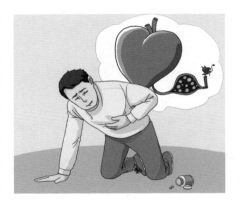

02 哪些原因可引起心脏性猝死

(1)冠状动脉粥样硬化性心脏病(简称冠心病)及其并发症是心脏性猝死的最常见的原因,在西方国家中约占所有心脏性猝死患者的 80％。心脏供血的冠状动脉血管会发生漫长、复杂的粥样硬化改变,冠状动脉变得十分狭窄。当遇到一些诱因如劳累、寒冷、饮酒等,容易发生急性闭塞,导致供应心脏的血流中断,引发心搏骤停。

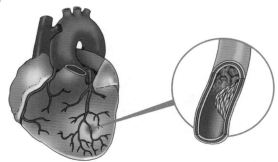

（2）各种心肌病是青少年心脏性猝死的一个常见原因，其中梗阻性肥厚型心肌病和致心律失常型右心室心肌病占心脏性猝死原因的5%~15%。这些心肌病可能是由基因突变或其他原因引起的，导致心肌细胞异常增生和肥厚，进而引发心搏骤停。

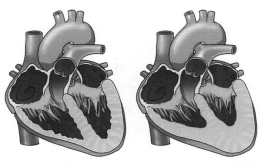

正常心脏　　　　　　肥厚型心肌病

（3）离子通道病也可以引发心脏性猝死。离子通道病是一组离子通道功能异常所导致的疾病，包括长Q–T间期综合征、Brugada综合征等。离子通道是一种大分子蛋白质，它们贯穿于细胞膜或细胞器膜并形成了能通过离子的亲水性道路，包括钠、钾、钙、氯等离子通道。离子通道病可以影响多个器官和系统，例如神经、肌肉、心脏和肾脏等。这些疾病有些共同特征，比如运动、情绪紧张、激动及某些药物可以诱发疾病的发作，引发心脏猝死。

03　如何预防心脏性猝死

（1）识别高危人群：有冠心病、心力衰竭、心肌病、心肌梗死、心律失常等心脏疾病的患者，其心脏性猝死的发生率比一般人群明显上升。目前未患冠心病，但是有高血压、糖尿病、高脂血症、肥胖、吸烟等高危因素的潜在冠心病患者，以及有剧烈运动、情绪激动、过度劳累、熬夜等诱因的人群也属于高危人群。

（2）识别心脏性猝死的预警信号：心脏性猝死是一种突发状况，但在猝死前数天甚至数月可能会有一些非特异性的预警信号，包括胸痛、气促、疲乏、心悸、乏力、活动后胸闷和运动时心悸等。这个时期被称为心脏性猝死的前驱期。如果出现这些症状，应该引起注意，尤其是那些有心脏病史或其他

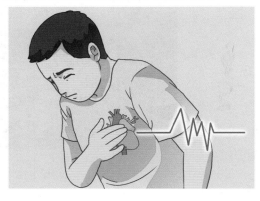

慢性疾病的人群。一旦出现这些状况,需及早采取措施,及时就医。

04　发生心搏骤停如何抢救

心搏骤停的生存率非常低,院外猝死的生存率基本不到5%。但是,如果我们能够尽快进行心肺复苏(CPR)和复律治疗,成功抢救的机会就会更高。在院外,通常使用的是初级心肺复苏。初级心肺复苏包括按压胸部和进行口对口或口对鼻的人工呼吸,它们能够帮助恢复心脏跳动,其具体的操作方法详见本书相关章节。虽然初级心肺复苏相对简单,但是它能够提高心搏骤停患者的生存率,让他们有更多的时间接受进一步的高级生命支持治疗。

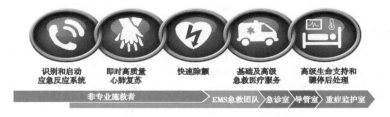

05　什么是高级生命支持

由急救人员到达发病现场或在医院内进行,应用呼吸机等辅助设备、气管插管和血管活性药物等,进一步提供更有效的呼吸、循环支持,为患者争取更多时间和机会来抢救生命。

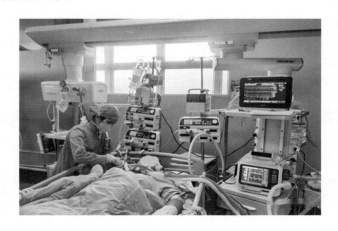

二十八、低血糖的急救处理

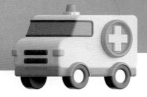

01　认识低血糖

　　低血糖是多种病因引起的血浆葡萄糖（简称血糖）水平降低,成年人空腹血糖浓度<2.8 毫摩尔/升、糖尿病患者血糖值≤3.9 毫摩尔/升即可诊断低血糖。

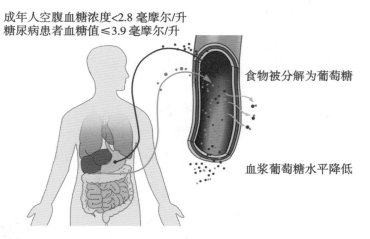

成年人空腹血糖浓度<2.8 毫摩尔/升
糖尿病患者血糖值≤3.9 毫摩尔/升

食物被分解为葡萄糖

血浆葡萄糖水平降低

02　低血糖病因

　　（1）食物摄入量不足:例如部分女性朋友为了追求变美,过分地限制食物摄入、不规律饮食,这些都易造成低血糖。

　　（2）体力消耗过多:适量的运动可以促进机体新陈代谢,增强心肺功能。但是过量运动会导致血液中葡萄糖水平显著降低,从而诱发低血糖反应。

　　（3）空腹饮酒:乙醇会导致低血糖,特别是空腹大量饮酒更容易导致低血糖的症状。

　　（4）2 型糖尿病患者早期出现的进餐后低血糖:部分 2 型糖尿病患者胰岛素分泌延迟,胰岛素释放滞后于血糖的升高,过多的胰岛素会使血糖恢复正常后继续下降,从而造成进餐后低血糖。

(5)不合理使用降糖药物:胰岛素剂量过大、注射部位不正确、注射后未及时进餐、滥用或同时口服多种降糖药。

03 低血糖的症状

(1)低血糖可引起交感神经兴奋,肾上腺素分泌增加,通常表现为心慌、出汗、饥饿、颤抖、面色苍白等。

(2)初期可能出现焦虑、精神不集中、思维及语言迟钝、情绪不稳等精神神经症状。

(3)大脑几乎完全依靠葡萄糖供能,严重低血糖会造成大脑能量供应障碍,导致意识障碍、抽搐惊厥、昏迷甚至死亡。

04 低血糖的危害

(1)损伤神经细胞:神经细胞不能再生,如果低血糖持续时间较长、症状较重,会引起神经细胞能量供应减少,造成永久性损伤。急性低血糖可引起脑水肿,长期慢性低血糖可造成智力下降。

(2)心脏供能减少:低血糖会造成心脏供能减少,表现为心率加快、胸口痛等,出现心肌缺血、心绞痛甚至发生心肌梗死。

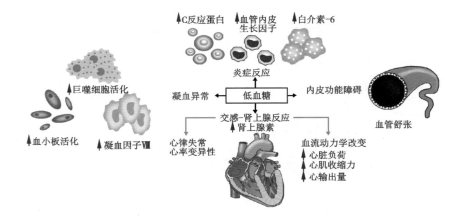

对机体的危害

05　低血糖急救方法

（1）如果患者清醒，应及时让患者坐下休息，防止低血糖跌倒导致外伤。同时可以口服糖水、含糖饮料或进食糖果、饼干、馒头等及时补充糖分，恢复血糖水平。

（2）疑似低血糖昏迷的患者，应立即拨打"120"急救电话，等待救援，及时静脉输注葡萄糖治疗，防止造成中枢神经系统不可逆损害。禁止喂食以免阻塞气道。

（3）药物相关性低血糖常发生于糖尿病患者使用降糖药物治疗期间，由于过量使用降糖药物或药物相互作用引起的低血糖，一旦发生，应及时停用相关药物。

06　低血糖预防

（1）规律进餐，适当加餐，均衡膳食，避免能量摄入不足引起餐前低血糖。

（2）随身携带糖果，低血糖患者身体能量不足，需要及时补充糖分，糖果容易携带且能量补充快。

（3）规律运动，避免空腹运动，运动前后适量增加碳水化合物的摄入，预防运动后低血糖。

（4）酒精会直接导致低血糖，应避免酗酒和空腹饮酒。

（5）糖尿病患者应规律监测血糖，及时调整降糖方案，遵循医嘱服药，不要自行增减药量，合理使用胰岛素和降糖药。

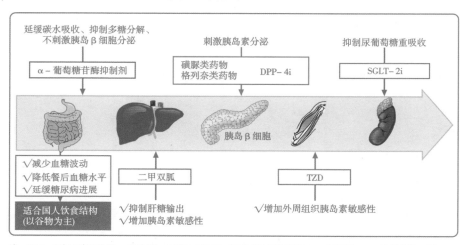

注：DPP-4i为二肽基肽酶-4抑制剂；SGLT-2i为钠—葡萄糖协同转运蛋白-2抑制剂；TZD为噻唑烷二酮

（6）糖尿病患者要注意生活规律，服药后及时进食，适当运动。

（7）进行糖尿病教育，对患者及家属进行教育，识别低血糖，了解患者所用药物的药代动力学和自救方法等。

二十九、鼻出血时,您做对了吗

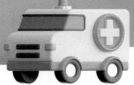

01 认识鼻出血

鼻出血,又称鼻衄,是指鼻腔及周围组织的血管破裂,血液向前经鼻孔流出或向后流入口咽部,可由鼻部疾病引起,也可由全身疾病所致。

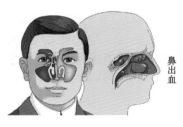

鼻出血

鼻出血多为单侧,少数情况下可出现双侧鼻出血,可间歇反复出血,亦可呈持续性出血。出血量多少不一,轻者仅为涕中带血、数滴或数毫升,重者可达几十毫升甚至数百毫升以上,引起失血性休克,反复鼻出血可导致贫血。

02 哪些原因可导致鼻出血

引起鼻出血的原因很多,可因鼻腔本身疾病引起,也可因鼻腔周围或全身性疾病诱发。局部疾患引起的鼻出血多发生于一侧鼻腔,而全身疾病引起者,可能两侧鼻腔交替或同时出血。

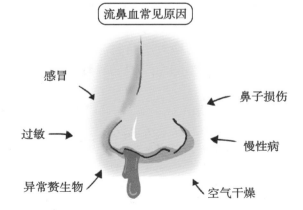

流鼻血常见原因

感冒

鼻子损伤

过敏

慢性病

异常赘生物

空气干燥

（1）鼻部因素

1）鼻部损伤：包括机械性创伤、气压性损伤及放疗性损伤。

● 机械性创伤：如车祸、跌伤、拳击伤及挖鼻等，是引起鼻出血常见的原因。

● 气压性损伤：在高空飞行、潜水过程中，如果鼻窦内外的气压差突然变化过大，会使鼻腔鼻窦内黏膜血管扩张破裂出血。

● 放疗性损伤：头颈部放疗期间及放疗后，鼻黏膜发生充血水肿，或上皮脱落，也可出现鼻出血。

2）鼻部病变：鼻中隔偏曲，鼻部炎症，鼻腔、鼻窦及鼻咽部肿瘤等。

3）鼻腔新生物：鼻腔、鼻窦很多新生物可引起鼻出血，最常见的有血管瘤、鼻咽纤维血管瘤等。除了出血，可伴有疼痛、进行性的鼻塞、面部畸形、头痛、贫血等症状。

4）鼻腔异物：多为单侧鼻出血，因鼻腔异物长期存留于鼻腔内，可致鼻腔黏膜糜烂出血。动物性鼻腔异物，如水蛭等，可引起反复大量鼻出血。

（2）全身疾病因素

1）有出血倾向的传染病：有各种出血热、麻疹、流感、猩红热等。除鼻腔出血，还可伴有发热、皮疹、咳嗽等症状。一般情况下出血量较少，多发生于发热期，且出血部位多位于鼻腔前部。

2）维生素缺乏：维生素 C 缺乏可导致毛细血管脆性增加，维生素 K 缺乏可引起凝血功能障碍，易发出血。

3）血液系统、心血管系统等其他全身性疾病。

（3）药物因素：长期应用水杨酸类药物可引起鼻出血。

（4）环境因素：空气干燥等。

03　自己如何处理鼻出血

根据出血的轻重缓急、出血部位、出血量及病因，选择不同的止血方法。

（1）首先缓解紧张、恐惧的情绪，以免因精神因素引起血压升高，使出血加剧。

（2）偶尔涕中带血丝或者少量流血，可自行观察，如反复出现，应前往医院就诊。

（3）出血量较大时，保持正常直立或稍向前倾的姿势，不要仰头更不要用冷水拍后脑勺。即使少量的凝血块堵住鼻腔也没有关系，凝血块中的凝血物质可有助于血液凝固。如果血液流入口腔要尽量吐出，避免吞进去刺激胃肠道引起恶心、呕吐。

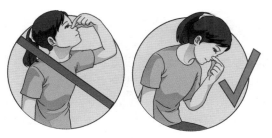

（4）指压止血法：可用手指捏紧双侧鼻翼或将出血侧鼻翼压向鼻中隔10～15分钟，也可用手指横行按压上唇部位人中穴，同时冷敷前额和后颈部，此方法适用于出血少量且出血在鼻腔前部的患者。

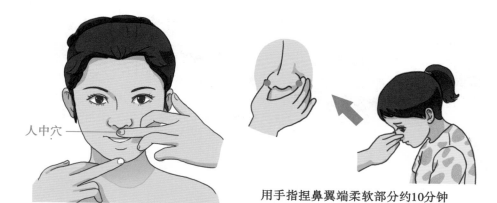

人中穴

人中穴位于人体鼻唇沟的中点

用手指捏鼻翼端柔软部分约10分钟

（5）鼻腔填塞止血法：用纱布或干净纸巾，进行局部填塞。

（6）冷敷法：可用冰块冷敷鼻根部。

（7）鼻出血凶猛，甚至血流如注，喷射性出血，可导致失血性休克甚至危及生命（如累及海绵窦的颈内动脉破裂，晚期鼻咽癌等），应立即拨打"120"急诊。

（8）如鼻外伤后从鼻中流澄清液体，可能为脑脊液鼻漏，也要急诊就医。

04　医院如何处理鼻出血

进行鼻腔局部和全身检查，尽可能找到出血部位，以便准确止血。如果鼻出血症状不缓解或频发，可考虑是疾病因素，借助鼻镜观察鼻腔内是否存在解剖结构异常、炎症、占位性病变、出血点等，依据实验室化验、影像学检查等对鼻出血的病因进行诊断。常用的止血方法有局部药物止血、前鼻孔填塞术、后鼻孔填塞术、经鼻内镜止血法以及动脉栓塞等。

05　如何预防鼻出血

（1）保持房间的安静、清洁,温度要适宜。室内保持空气清新,适当开窗通风换气,温度宜保持在 18~20 摄氏度。因空气过于干燥可诱发鼻腔出血,所以空气湿度应≥60%。

（2）不要经常挖鼻孔、揉鼻、用力擤鼻,因为鼻孔中有很多鼻毛,鼻毛有清洁、过滤空气的作用。

（3）鼻孔出现干燥,或者出现鼻痂的时候,可以用棉签在鼻腔中涂抹一些具有消炎作用的眼药膏。

（4）平时要多吃一些富含维生素 C 的水果和蔬菜,如猕猴桃、葡萄、草莓、黄瓜等,因为维生素 C 能够维持血管的完整,减少鼻腔出血和渗出现象,对伤口的修复也很有好处。

（5）多喝水,尤其是秋季,天气干燥,水分容易蒸发,经常会出现鼻腔、口腔和皮肤干燥的现象,正常人一般每天要喝 7~8 杯水才能维持人体的正常代谢。要预防鼻腔出血,首先要保持鼻腔湿润。

（6）在灰尘大的环境中,出门的时候最好戴上口罩,以免灰尘进入我们的鼻腔。

（7）积极治疗原发疾病。

三十、甜蜜的烦恼——从桡神经麻痹谈起

小张是一家上市公司的业务骨干。最近，因谈成了一笔大订单，小张便忍不住和朋友多喝了几杯，脑袋晕晕沉沉的他回家便倒头大睡，然而第二天醒来，小张却发现自己的手腕怎么也抬不起来了，这是怎么回事呢？

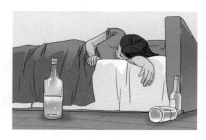

醉酒后枕胳膊睡觉

01 认识桡神经麻痹

手腕抬不起来，通常由外力长时间压迫于上臂桡神经沟处的桡神经所致的桡神经麻痹引起，桡神经沟处软组织少，直接的外力缺乏缓冲，易使桡神经受压。桡神经麻痹还有两个有趣的名字，分别是"星期六夜麻痹（saturday night palsy）"和"蜜月麻痹（honeymoon palsy）"。

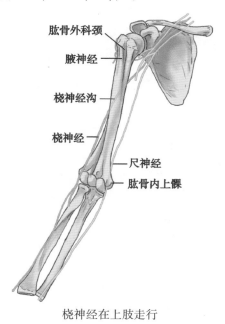

肱骨外科颈

腋神经

桡神经沟

桡神经

尺神经

肱骨内上髁

桡神经在上肢走行

为什么桡神经麻痹又被称为"星期六夜麻痹"呢？在有些国家,每到周六有去外面喝酒狂欢的习俗。醉酒之人,因害怕老婆责备,回家后便在椅子或沙发上压着胳膊酣睡,一觉醒来发现被压手臂的手腕却抬不起来了,手指也伸不直了。因此,桡神经麻痹又被称为"星期六夜麻痹"。

此外,桡神经麻痹还有另一个甜蜜的名字"蜜月麻痹"。原来,桡神经麻痹也常见于关系亲密的伴侣之间,一方枕着另一方胳膊熟睡,导致后者上臂长时间受压出现桡神经麻痹相关症状,因此又被称为"蜜月麻痹"。

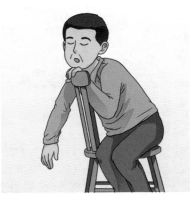

星期六夜麻痹

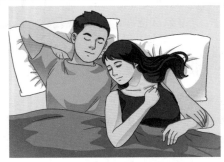

蜜月麻痹

02 桡神经麻痹的症状

首先,桡神经麻痹相关症状,最典型的症状便是伸腕、伸指障碍,伴虎口区皮肤的感觉异常。

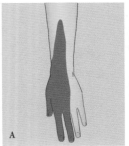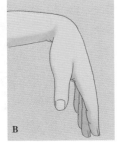

桡神经麻痹的临床表现

A. 提示手背外侧半皮肤感觉异常(虎口区为绝对支配区);B. 提示伸腕、伸指受限如果外界压力大且压迫时间过长(如有人醉酒或吸毒后长期不良姿势昏睡超过 24 小时等),严重影响上肢血液循环,可能导致压迫部位远端的肌肉等软组织缺血缺氧,肌肉坏死、横纹肌溶解,严重者可能导致肢体残废、截肢、肾脏衰竭、死亡等。

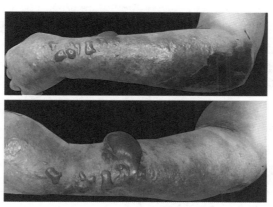

03　桡神经麻痹的自我处理

生活中,当我们倦意来袭,枕着胳膊小憩时,也会出现胳膊麻木,此时的胳膊麻木可能由暂时性的血液供应不畅引起,常自行缓解。以下情况的胳膊麻木可暂观察:①压迫胳膊时间在 1 小时内,并在解除压迫后 1 小时内麻木症状完全缓解者;②受压胳膊未出现肿胀、苍白、温度下降等情况或在解除压迫及保暖后肿胀、苍白消失、皮肤温暖者;③胳膊受压后未出现皮肤水疱或血疱者。

04　哪些情况需要及时就医

当出现以下情况时,应引起重视并及时到医院就医。

(1)压迫胳膊时间超过 1 小时且解除压迫 1 小时后,麻木症状未缓解者。

(2)胳膊解除压迫 1 小时后,胳膊的运动能力没有完全恢复者。

(3)不清楚胳膊压迫时间,受压胳膊出现肿胀、苍白、温度下降等,且这些症状在解除压迫及保暖 1 小时后仍未完全缓解者。

(4)受压胳膊出现水疱或血疱者。

(5)胳膊受压 1 小时以上后,正常饮水状态下,出现无尿或尿液颜色变红者(应排除进食红颜色食品、服用使尿液变红的药物等,如红色火龙果,利福平等)。

(6)当您不能判断是否需要就医时,建议您就医,以获取专业医疗建议。

05　医院如何处理桡神经麻痹

桡神经麻痹的常用治疗方法如下。

（1）功能锻炼：主动和（或）被动的关节和肌肉功能训练可以减缓失神经营养后的肌肉萎缩；同时，肌肉也可能释放营养因子作用于神经，促进神经再生。

（2）电刺激治疗：通过医用神经电刺激治疗仪给予损伤神经适当的外界电流，有助于轴突和髓鞘的修复。应当注意：此项操作应在有资质的医生或康复治疗师的指导下进行。

（3）营养神经药物治疗：如一些 B 族维生素可以促进神经的修复等。

（4）对于严重的桡神经麻痹，若上述治疗无效，可能需要手术治疗。

（5）国内的文献资料显示，中医中药可能也对桡神经麻痹的治疗有效。应当注意：中医中药的适用应咨询有资质的专科医生并规范治疗。

06　桡神经麻痹的预防

预防的前提是提高对本病的认识并了解其危害。其次是避免不良的生活习惯（如酗酒、枕自己或他人胳膊长时间睡觉、不合理使用腋杖等）。

07　生活中常见的上肢其他周围神经麻痹

在临床上，除桡神经麻痹外，还存在正中神经麻痹、尺神经麻痹等，分述如下。

（1）正中神经麻痹：正中神经麻痹最常发生的部位为腕部，又称腕管综合征，通俗地讲，腕管综合征是指正中神经在腕管内受到压迫后表现出来的一组病理表现。

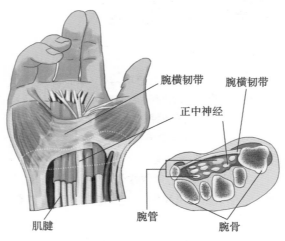

正中神经在腕部受压，引起腕管综合征

腕管综合征多发生在 30~60 岁之间的人群,女性居多。遗传,肥胖,吸烟,家庭妇女、长期反复用手的某些工种(如手工业劳动者、输液室护士、计算机操作人员),使用震动工具的某些工种(如纺织工、泥瓦工、采石工、木工、肉类加工者等),不当手腕姿势(如长期从事腕部过伸过屈的动作),怀孕,系统性疾病(糖尿病、类风湿关节炎、痛风、结核、甲状腺功能失调等)等也是腕管综合征发生的危险因素。

腕管综合征通常表现为手掌侧外侧三个半手指(拇指、示指、中指和环指外侧半)皮肤的感觉异常,这种感觉异常在叩击腕管时强烈诱发,可表现为针刺、麻木、疼痛等。在运动方面表现为手部抓握力减弱,拇指对掌无力,使得诸如扣扣子之类的动作困难。手部抓握的物体也容易掉落。在较严重的腕管综合征患者中,可见正中神经支配的鱼际肌萎缩。

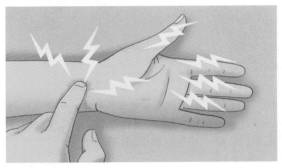

腕管综合征表现为手掌侧外侧三个半手指
(拇指、示指、中指和环指外侧半)皮肤的感觉异常

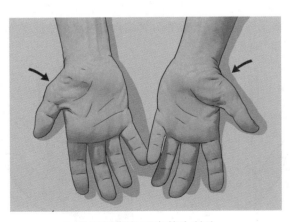

鱼际肌萎缩,蓝色箭头所示

(2)尺神经麻痹:尺神经麻痹最常发生在肘管处,又称肘管综合征。通俗地

讲,肘管综合征是肘部封闭管道处的组织病变引起的人体一系列不愉快的体验。

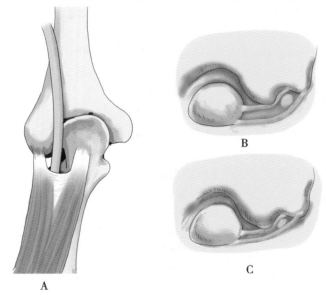

A.肘关节背侧解剖示意图,尺神经走行于肱骨髁后窝(此处软组织薄弱,易受外界损伤)和尺侧腕屈肌两个起点之间(此处韧带易肥厚卡压尺神经)。B和C分别提示:肘关节伸直位尺神经松弛,肘关节屈曲位尺神经卡压

肘管综合征的感觉异常发生在小指,小鱼际和环指的内侧半。肘管综合征引起的运动异常表现为手部的精细动作不能完成,如不能完成写字、绘画、绣花、演奏乐器、使用筷子等动作。严重的肘管综合征表现为手肌萎缩严重,手部外观会呈现出"爪形手"畸形。

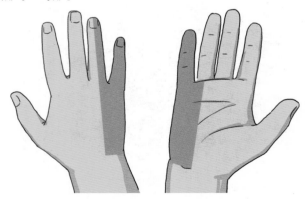

肘管综合征引起的感觉异常发生在内侧一个半手指

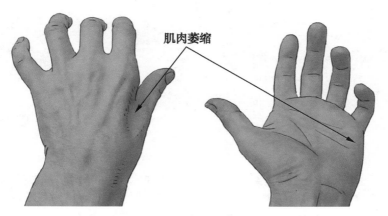

肌肉萎缩

肘管综合征引起手肌萎缩,严重者呈"爪形手"畸形

在大学生的学习和生活中,有时午间并没有充足的时间卧床休息,趴桌子午睡不可避免,我们可以减少胳膊受压,适当缩短午睡时间(如休息 30~45 分钟)等方式避免神经受压。

同时,大学生活中,电子设备的使用不可避免,但过度使用电子设备会导致腕管综合征等周围神经麻痹。因此,大学生应避免长时间使用电子设备(如使用 1 小时,休息 10 分钟)并建立良好的姿势习惯等。若在长期使用电子设备后出现手部肌肉萎缩,手指灵活度下降,可能是腕管综合征等周围神经麻痹,需要引起重视并及时就诊。

三十一、突然的袭击——支气管哮喘急性发作

喜欢听歌的同学,可能对邓丽君有所了解,她是 20 世纪 90 年代风靡亚洲、家喻户晓的著名中国台湾歌手。1995 年,她因感冒诱发严重支气管哮喘急性发作,致使脑部重度缺氧和心搏骤停,在泰国清迈兰姆医院接受近 45 分钟的全力抢救无效逝世,终年 42 岁。其年纪轻轻,并未遭遇恶性肿瘤等难以改变预后的疾病,却因为支气管哮喘急性发作的突然袭击使生命之歌戛然而止,让人惋惜。

随着工业化、大气污染、环境及气候的改变,支气管哮喘发病率逐渐上升,在大学生人群中,罹患支气管哮喘者并不罕见。因此,认识支气管哮喘及其急性发作、救助方法就显得尤为重要。

01 支气管哮喘及其危害

支气管哮喘(bronchial asthma)简称为哮喘,是由遗传因素(内因)和环境因素(外因)共同作用形成的一类过敏性疾病,常引发气道慢性炎症。炎症的发生与气道高反应性相关,通常出现广泛而多变的可逆性呼气气流受限,导致反复发作的喘息、气促、胸闷和(或)咳嗽等症状,多在夜间和(或)清晨发作、加剧,多数患者可自行缓解或经治疗后缓解。

目前认为支气管哮喘是可防、可治性疾病,但支气管哮喘如诊治不及时,随病程的延长可产生气道不可逆性缩窄和气道重塑,长期未控制的支气管哮喘,则经常伴随着急性发作的困扰,甚至导致急性缺氧、呼吸性酸中毒的突然袭击,严重时威胁患者的生命。

02 认识支气管哮喘急性发作

支气管哮喘急性发作是指在某些诱因,如停用药物、接触变应原、呼吸系统急性感染的诱导下,原有支气管哮喘症状加重或无症状者出现胸闷、喘息、咳嗽等症状。根据严重程度不同,支气管哮喘急性发作又分为轻度、中度及重度急性发作。

（1）轻度急性发作：轻度急性发作表现为活动能力轻微下降，在步行或上楼时感觉到气短、气促、胸闷，患者焦虑伴呼吸频率的轻度增加。此时就诊，医生可能闻及胸部散在的哮鸣音，其形成的主要机制为各种诱因诱发哮喘患者支气管平滑肌痉挛、收缩，气流经过狭窄的气道而发出的声音。

（2）中度急性发作：中度急性发作时，患者活动能力显著下降，稍微活动即感到气短，无法流利表达，说话有中断，经常出现焦虑、呼吸频率增加，还会出现胸骨上窝、锁骨上窝及肋间隙吸气时凹陷，医学上称之为吸气三凹征。通过听诊器或无须听诊器即可闻及响亮、弥漫的喘鸣音，类似于哮鸣音，患者往往伴随心率加快，表现为心悸、心慌等不适感。

（3）重度急性发作：重度急性发作时，患者几乎丧失活动能力，患者在休息时也会感到气短，呈现端坐呼吸，只能单字进行表达，常有焦虑、烦躁、大汗淋漓、呼吸急促、呼吸频率加快，高达 30 次/分以上，仍可出现三凹征和喘鸣音。若短时间不能得到有效缓解，则可能继续进展为危重患者，表现为几乎不能讲话，出现嗜睡或者意识模糊，喘鸣音减弱，甚至因呼吸无力而消失，三凹征不明显或呈现叹息样呼吸，伴有脉率变慢或者不规则脉率，此时严重威胁患者的生命。

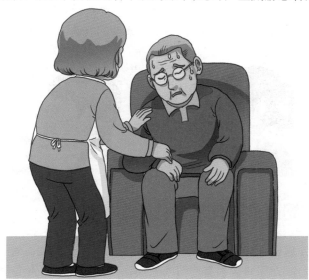

03　遭遇了支气管哮喘发作该怎么办

首先，需要根据自己掌握的疾病知识及自我哮喘管理经验，初步判断急性发作的严重程度。

对于轻度急性发作，可以吸入沙丁胺醇或者其他支气管扩张剂进行治疗，通常在数分钟之内会起作用，缓解后可以酌情增加平时使用的控制药物的剂量。

对于中度急性发作,患者吸入支气管扩张剂后也可以得到部分改善。除此之外,往往需要增加联合吸入的糖皮质激素剂量来进行治疗。无论是否缓解,都建议尽可能早去就近医院寻求医生进一步的评估和处理。

对于重度急性发作,此时吸入支气管扩张剂和糖皮质激素效果往往不明显,患者也很难有效地吸入药物,需要到医院进行急诊抢救治疗,患者自己或旁人应及时拨打"120"寻求急救帮助。

04　医院怎么治疗支气管哮喘

支气管哮喘急性发作需急诊就诊时,医务人员除了通过常规问诊、体格检查判断病情及其严重程度之外,往往还需要完善血气分析等检验项目评价患者缺氧及是否存在二氧化碳的潴留,以更详细地评价病情。根据这些评价的结果制订合适的急救方案,一般需要雾化吸入支气管舒张剂如沙丁胺醇、特布他林、异丙托溴铵以缓解支气管痉挛,多数患者需要联合雾化吸入型糖皮质激素如布地奈德混悬液。疗效不佳或者急诊评价为中重度支气管哮喘急性发作的患者,通常需要静脉应用糖皮质激素药物、茶碱类药物。除药物外,低流量吸氧对缓解患者呼吸困难具有显著效果,伴有意识不清的患者可能需要接受无创通气或气管插管有创机械通气治疗。

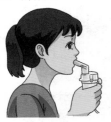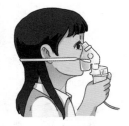

05　如何预防支气管哮喘急性发作

古语曰:上医医未病之病,强调了疾病早期预防的重要性。对于支气管哮喘预防其急性发作,对于哮喘患者病情的长期稳定控制和保持身心健康具有重要意义。由于支气管哮喘发作的主要机制为各种诱因诱发支气管平滑肌的痉挛,因此减少诱因是预防急性加重的核心。

首先,注意保暖,减少受凉感染病毒风险,减少接触冷空气,避免冷刺激诱发哮喘发作。

其次,避免接触致敏原。对有明确变应原者,尽可能避免变应原接触,对于无法避开的变应原,可以通过佩戴口罩、保持手卫生等减少其危害,室内环境保持干净、整洁,勤通风,多晒衣被等避免形成屋尘螨、粉尘螨。

最后,切记养成良好的生活习惯,严格按照医嘱规律使用药物,不随意更改用药规律,远离烟草,避免饮酒等。

06 支气管哮喘患者能否正常生活

《全球哮喘防治创议》认为支气管哮喘属于可防、可治性疾病!在出现支气管哮喘的早期就开始规范的治疗,可以实现完全控制,部分患者甚至可以痊愈,对个人的生活的影响可以降到最低,也不影响事业高度和生命的长度。比如说我们众所周知的世界足球先生贝克汉姆,据说也是一名哮喘患者。由于他在幼时就严格按照医生的建议接受规范的防治,所以并没有限制他从事非常热爱的足球事业,并且取得了巨大的成功。得了支气管哮喘并不意味着无药可治,规范防治完全可以拥有正常人的生活!

三十二、癫痫发作

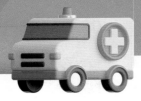

01　认识癫痫发作

癫痫,俗称"羊癫疯",是由于脑部神经元异常过度放电所引起的突然、短暂、反复的癫痫发作的中枢神经系统功能失常的慢性疾病和综合征。表现为患者突然昏迷、倒地、四肢抽搐、牙关紧闭、口吐白沫、眼睛上翻、呼之不应,甚至大、小便失禁,一般持续数秒到数分钟后可自行缓解,很少超过半小时。

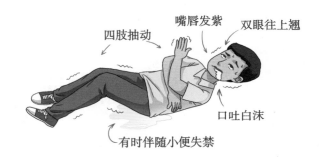

四肢抽动　嘴唇发紫　双眼往上翘

口吐白沫

有时伴随小便失禁

02　癫痫发作的常见诱因

很多原因都可以引起癫痫发作,主要与下列几种因素有关。

(1)睡眠紊乱:睡眠紊乱一般是指失眠、熬夜等。众所周知,睡眠与癫痫关系紧密,目前认为睡眠紊乱能够降低癫痫发作阈值,导致脑电图痫样放电和癫痫发作。而癫痫也在一定程度上影响患者的睡眠。

(2)休息不足:癫痫患者常伴有较为明显的疲劳感,可以肯定的是疲劳和癫痫发作是相关联的,因工作、娱乐而过度疲劳,可引起癫痫发作。此外,重体力劳动及大运动量锻炼,引起的大口呼吸、过度换气也是常见的诱发因素。

(3)应激:应激分为急性应激和慢性应激。急性应激,如突发的重大打击;

慢性应激,如日常生活中的压力、焦虑、抑郁等。研究显示,急性应激导致癫痫发作,慢性应激增加癫痫发作频率。

(4)用药:患者忘记服药,或者无法负担药费和担心药物副作用,出现药物依从性差,从而诱发癫痫发作。

(5)饮食因素:饮食不注意节制,暴饮暴食,冷热无常,食用刺激性、油腻性食物,一些强烈刺激性的气味等都可以成为诱发因素。对癫痫患者来说,饮酒也可能成为诱发因素,尤其是饮用高度酒。饥饿以及一次性大量饮水均可诱发癫痫发作。

(6)环境因素:外界环境如气温、气压、气候的变化会诱发癫痫发作。此外,噪声污染和光污染也是癫痫的诱因。

(7)使用电子产品:观看电视、使用电脑以及手机时要注意劳逸结合,疲劳和长时间接触屏幕的强光,神经系统会发生异常放电,可能会诱发癫痫发作。

03 癫痫发作时如何急救

当发现癫痫发作的患者时,应立即呼叫"120"急救电话请求救援,同时可以采取以下急救措施。

(1)癫痫发作时,应立即扶患者侧卧,防止摔伤,不用垫枕头。

(2)迅速解开患者的领带、胸罩、衣扣、腰带等,保持呼吸道通畅。

(3)将患者的头部偏向一侧,使唾液和呕吐物尽量流出口腔,以免误吸导致窒息。

(4)如患者口中有假牙,取下假牙,以免误吸入气道造成窒息。

(5)最好抢在出现先兆症状前将柔软而有厚度的布置于患者的上、下磨牙间,以防将自己的舌头咬伤。如果发作地点没有较好的材料,可以直接使用救助者的衣服,折叠几次,放置在患者的牙齿之间,千万不要用木棍或硬物,更不要用手,以免损伤患者口腔、牙齿及救助者手指。另外避免给患者强行喂水或者灌药。

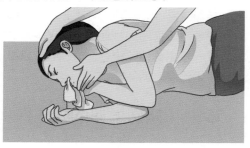

(6)肢体抽搐时,不可用力按压或屈曲肢体来强力地制止抽搐,以免造成骨折或扭伤。

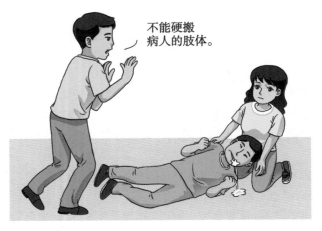

不能硬搬病人的肢体。

（7）发作过后昏迷不醒，尽可能减少搬动，让患者适当休息，可给予吸氧。

（8）摔倒在地的患者，应检查有无外伤，并根据具体情况进行处理。

此外，即使患者癫痫发作已停止，也必须到医院进一步治疗，防止复发。

04 医院如何处理癫痫发作

（1）对于怀疑癫痫发作的患者，入院后应立即给予吸氧、心电监护，积极完善血常规、生化、脑电图、头颅 CT 和 MRI 等相关检查，明确患者诊断，以免造成漏诊、误诊，并根据诊断结果给予相对应的治疗措施。

（2）对于癫痫发作诊断明确的患者，如症状持续未缓解，应该立即给予吸氧、心电监护并保持气道通畅，避免长时间抽搐后导致大脑缺氧。同时，应给予药物镇静治疗，如地西泮，可静脉注射，但静脉注射时应注意速度，避免静脉注射过快导致呼吸抑制。并且要注意保护患者重要脏器功能，预防并发症，待病情稳定后进一步完善相关检查，查找病因，积极治疗原发病，配合抗癫痫药应用，必要时行手术治疗。

05 癫痫发作的预防措施

（1）避免剧烈活动：对于癫痫患者来说，运动要适量。癫痫患者不能进行剧烈的运动，因为身体的过度劳累会导致癫痫发作。

（2）避免从事危险工作：癫痫容易受一些外界因素的刺激而发作，并且每次发作都会对患者的脑部神经造成影响。所以癫痫患者要避免从事一些危险性的工作，比如高空作业、司机、噪声过大的工作等，要尽量选择舒适性高、轻松无压力的工作。

（3）避免暴饮暴食：患者进食选择要适当，应避免暴饮暴食及饮酒，避免饮用咖啡、可可、浓茶等饮品,尽量避免食用锌、钾含量过高的食物。

（4）按时服药,不要突然停药:患者的服药时间与剂量要严格按照医嘱,平时不随意停药,也不要自行加服镇静剂或安眠药,一定要合理、安全用药。

（5）避免较长时间使用电子产品:大学生要合理安排自己的时间,做到生活规律,按时休息,保证充足睡眠,避免熬夜、疲劳,长时间看电视、手机,玩电子游戏等。

三十三、过度通气是个病吗

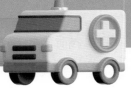

案例：某同学，女，大二学生，因男朋友提出与之分手，情绪激动，突然出现精神高度紧张，呼吸加深、加快，张口呼吸，四肢麻木、颤抖，且有胸闷症状，请问：该同学怎么了？该同学出现了过度通气综合征。那什么是过度通气综合征呢？

01 什么是过度通气综合征

过度通气综合征（hyperventilation syndrome，HVS）是急诊科常见的急症之一，是由于呼吸中枢调节功能异常，使呼出气体中的二氧化碳排出过多，引起通气过度所产生的一组临床症候群，也称呼吸性碱中毒综合征。常见于因精神紧张、过度劳累、精神创伤等多因素刺激而引发过度通气。

02 过度通气会有哪些症状

发作时突然呼吸加深、加快、不规则、张口呼吸，常见的症状有呼吸困难、胸闷心悸、精神高度紧张、肢体麻木、手足搐搦、颤抖、头晕眼花，严重者可出现晕厥、抽搐等症状。

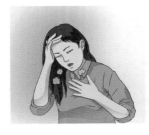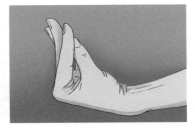

03 为什么会出现这些症状

过度通气综合征是由于某种诱因引起呼吸过深、过快导致血中二氧化碳分压下降，pH 值上升而出现的呼吸性碱中毒所导致的一系列症状。过度通气患者在焦虑和应激反应等因素诱发下,可发生超过生理代谢需要的过度通气,呼出大量二氧化碳,使二氧化碳分压迅速降低,发生低碳酸血症和呼吸性碱中毒。低碳酸血症时脑血管收缩导致脑血流下降、脑缺氧,出现头晕、视物模糊、黑矇甚至晕厥。呼吸性碱中毒造成组织缺氧,并继发血钾及游离钙降低,可出现肢体麻木、无力甚至强直性痉挛和抽搐,严重时可引起心肌缺氧、缺血和心律失常。

04 哪些原因可导致过度通气

（1）精神性过度通气:最常见的原因。多由于情绪受到外界刺激或者自身心理调节不畅等诱发,高校内常见于女生。

（2）代谢性疾病:如发热、甲状腺功能亢进,容易导致呼吸性碱中毒。

（3）中枢神经性疾病:如脑炎、颅脑损伤等呼吸中枢受到刺激而兴奋,出现过度通气。

（4）低张性缺氧:常见于先天性心血管病、肺部疾病、进入高原的人等,低张性缺氧时,通气过度是对缺氧的代偿,但由于二氧化碳排出量过度而导致呼吸性碱中毒。

05 如何急救处理

（1）平复心情,缓慢呼吸,使用腹式呼吸,通过减慢呼吸频率,减少或消除过度通气。

（2）用面罩限制通气,重复吸入面罩内的二氧化碳,纠正低碳酸血症。如无面罩,可以使用口罩或者纸袋,套在嘴巴和鼻子上面进行通气。

（3）如症状不缓解,及时就医。

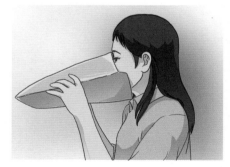

06 就医处理

（1）结合临床表现,与其他器质性疾病进行鉴别诊断。如有原发病,积极治疗原发病。

（2）给予心理安慰和指导。向患者解释疾病的相关知识,减轻患者的精神负担,消除负性心理。

（3）指导患者进行呼吸训练,可采用7~11秒呼吸法,7秒缓慢吸气,11秒缓慢呼气,反复呼吸数分钟,以改善碱中毒症状。

（4）给予面罩通气，减少二氧化碳的排出，纠正低碳酸血症。

（5）对于情绪不稳定患者可适当给予镇静药物。

（6）对于手足抽搐者，可给予静脉补钙。

07　如何预防过度通气综合征

（1）适当发泄自己的负面情绪。

（2）对过度通气综合征的初发症状有所认识。

（3）若过度通气综合征反复发生，应寻求适当的心理咨询。

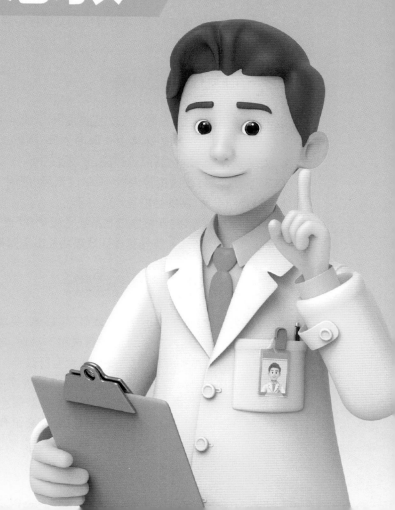

特殊意外事件的急救

三十四、校园里的中暑急救常识

01　什么是中暑

　　每年开学季都会迎来新生军训,烈日炎炎下整齐的着装、梯队以及响亮的口号,让人精神振奋。然而炎热天气下因军训中暑的案例也不少,更有新生军训导致死亡的报道。那什么是中暑呢?

　　中暑是指在高温、高湿及无风环境下,人体体温调节功能障碍及汗腺功能衰竭,导致体内热量过度蓄积、体液过度丢失及中枢神经系统功能受损的一种急性疾病。

02　为什么会中暑

　　(1)环境温度过高:当气温>32摄氏度时,人体将从环境中获取热量。

　　(2)产热增加:在高热环境中长时间工作、剧烈运动或军训时,机体产热量较多,如果没有充分的防暑降温措施,易发生中暑。

　　(3)散热受阻:在湿度较大(>60%)、无风、肥胖、衣物透气性差等条件下,机体散热受到阻碍,易发生中暑。

　　(4)汗腺功能障碍:当机体患有系统性硬化病、遗传性感觉和自主神经病Ⅳ型或皮肤广泛瘢痕时,会使汗腺排汗散热功能出现障碍,易发生中暑。

03　中暑的表现有哪些

　　(1)先兆中暑:高温环境下,出现多汗、口渴、头昏、耳鸣、胸闷、心悸、恶心、体温升高、四肢无力等症状。体温正常或稍升高时,应及时转移至阴凉通风处,补充水分和盐分,并且适当休息,症状就会有所改善。

　　(2)轻症中暑:体温常在38摄氏度以上,除先兆中暑症状外,还会有面色潮红、大量出汗、皮肤灼热、烦躁等表现,或出现四肢湿冷、面色苍白、恶心、呕吐、血压下降、心率脉搏增快等症状。如及时处理,不会留有后遗症。

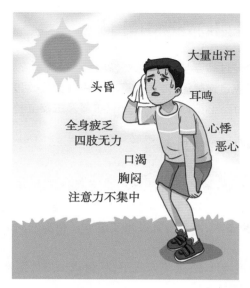

（3）重症中暑：重症中暑病情较重，如不及时救治将危及生命。根据发病机制及表现不同，分为热痉挛、热衰竭和热射病三种类型。

分类	热痉挛	热衰竭	热射病
表现	多发生于剧烈运动后，大量出汗，饮水多而盐分补充不足。表现为头痛、头晕及肌肉痉挛性疼痛等	多见于老年人和儿童。表现为头晕、头痛、多汗、恶心、呕吐、口渴、疲乏、脉搏快且细弱、肌肉痉挛，甚至晕厥、意识模糊等	最严重，死亡率较高。以高温（>40摄氏度）和意识障碍为特征。表现为昏迷、低血压、休克、心律失常、心力衰竭等

04　中暑时现场如何处理

（1）对于先兆中暑：应当停止一切活动，迅速离开高温环境，转移至阴凉通风的地方，解开衣服扣子或脱去衣物，同时用温水擦拭全身，冰敷头部、腋窝、腹股沟处，有条件时可迅速转移至空调屋内进行快速降温。此外，由于大量汗液的丢失，还应及时补充水分，可饮用淡盐水或含盐饮料。

（2）对于轻、重症中暑：当通过以上方法得不到有效缓解时，应及时拨打"120"，在急救人员到达前，可根据急救医师电话指导对现场情况采取相应措施。

05　医院如何处理中暑

轻症中暑患者经过转至阴凉通风处、物理降温及补充水分后,多可迅速好转。重症患者早期应迅速降温,降温速度决定患者预后,可采用物理降温联合药物降温、积极补液治疗;必要时进行抗感染、抗凝及脏器支持治疗。

06　如何预防中暑

(1)及时补充水分:高温环境下,不论是否剧烈运动,机体都会丢失水分,因此应及时饮水,不应等口渴才喝水。如果需要在高温环境下进行体力劳动或剧烈运动时,需要喝更多水,水温不宜过热或过冰。补水的同时还应补充盐分、电解质。

(2)尽量减少室外活动:炎热天气下,尽量减少户外活动,最好避开正午时分(11点至15点)外出活动。

(3)穿着合适衣物:如不可避免在高温天气下外出,应尽量选择宽松、浅色及透气的衣服。也可以佩戴遮阳帽、打遮阳伞及使用防晒霜等。

(4)注意饮食和休息:高温天气下,饮食应尽量清淡,多吃蔬菜、水果,少食高油、高脂食物。应保证充足的睡眠,室外活动时也应间歇休息。

(5)配备防暑降温饮料及药物:炎热天气外出活动,可饮用含电解质的水、绿豆汤、菊花茶等,也可携带藿香正气水、人丹、十滴水、风油精、清凉油等进行防暑。

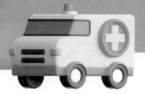

三十五、"电老虎"触不得

01　认识触电

　　触电是由于电流通过人体所导致的损伤。大多数是因人体直接接触电源，或被高压电或雷电击伤所致。

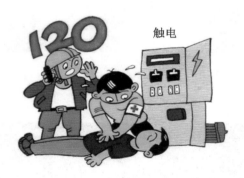

触电

02　哪些原因可导致触电

　　（1）用电知识匮乏。
　　（2）违规操作或者使用大功率电器。
　　（3）衣物悬挂至电线上。
　　（4）意外事故中电线掉落至人体。
　　（5）雷雨天气在树下躲避或者使用带铁柄的物品而被闪电击中。

03　触电表现

　　（1）全身表现
　　1）轻者：自发性顽固性疼痛、痛性肌肉收缩、惊恐、面色苍白、头痛、头晕、心悸和全身乏力。

2）重者：意识丧失、抽搐、休克、呼吸心跳停止。

（2）局部表现

1）低压电损伤：有电流进入口和流出口，创面小、呈椭圆形或者圆形，电击处焦黄、干燥、边缘整齐、与正常皮肤分界清楚，一般不伤及内脏，致残率比较低。

2）高压电损伤：电流进出部位，入口灼伤比出口灼伤重，进口和出口可能不止一个，皮肤创面小，而皮肤深层组织损伤比较严重。

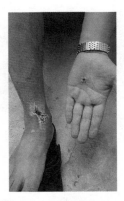

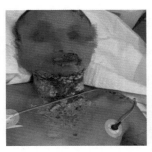
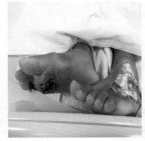
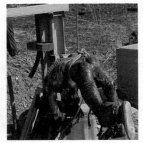

3）闪电损伤：常出现微红的细条样条纹，佩戴手表、项链处伤口明显。闪电多伴雷暴和强光，触电常会有鼓膜破裂或者视力障碍。

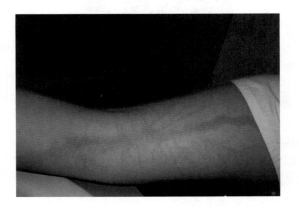

04 触电的紧急处置

触电者四周有电源开关或插座时，应立刻拉下开关或拔掉电源插头；若被高压电电击，要立即通知有关部门停电，并将触电者移到安全地点。现场就地正确实施抢救，抢救必须坚持到底。

（1）发现有人触电倒地，断开电源后应使用干的木棍挑开触电者身上的电线；或用绝缘物（塑料、橡胶、玻璃、陶瓷物品等）将触电者与电源分离。

（2）对触电者应就近转移到干燥通风的安全地方，神志清醒的触电者，要静卧、保暖、心理安抚并观察。

（3）神志不清，但心脏搏动和呼吸还存在的触电者平直仰卧，头偏向一侧，解开衣服并用软衣物垫在触电者身下，陪伴触电者，直到"120"到达。

（4）神志丧失且呼吸、心跳停止的触电者，将其仰面躺平，保持气道畅通，轻拍触电者并大声呼叫，通过观察触电者腹部和胸廓是否有呼吸运动及触摸颈动脉是否搏动判断触电者情况。发现呼吸、心跳停止时，应立即抢救，并求助旁人联系"120"急救中心。施行人工呼吸和胸外心脏按压的抢救工作要坚持不断，切不可轻率停止，直到"120"到达，将患者交接给专业急救人员。转运触电者去医院的途中也不能终止抢救。在抢救过程中，如果发现触电者皮肤由紫变红，瞳孔由大变小，则说明抢救有效；反之，经医生宣布死亡后方可停止抢救。

05 医院如何处理触电

（1）进入医院处理时不能强行撕脱伤口区域衣物，保护好电击部位皮肤，体表电灼伤创面周围皮肤用碘伏处理，加盖无菌敷料包扎，以减少污染。

（2）触电者应该常规注射破伤风抗毒素，应用止痛药物，必要时联系烧伤科。

（3）若伤口继发性出血，应尽快找到出血点，备好止血带和止血包，及时给予缝扎止血治疗。

（4）监测生命体征，建立静脉通路，备好抢救药物，检查是否存在其他合并外伤，如电击后从高处坠落导致骨折等。

（5）电击后引起身体缺氧的患者比较多见，可考虑应用高压氧治疗。

（6）电击伤的治疗是综合治疗，涉及学科较多，应根据患者情况安排收治科室，病情危重者转入 ICU 进行治疗。

06 如何预防触电

（1）损坏的开关、插座、电线等应及时修理或更换。

（2）电气技术和知识欠缺的人员对电气设备不要乱拆、乱装，更不要乱接电线。

（3）电灯头用的软线不要东拉西扯，灯头距地不要太低，扯灯照明时，不要搭在铁线上。

（4）屋内电线太乱或发生问题时不能自行解决，一定要找电工来维修。

（5）拉铁丝搭东西时，千万不要碰附近的电线。

（6）做好安全教育，宣传自我保护意识，熟悉安全抢救方法。

（7）严格按照操作规程作业。

（8）避免医源性电击伤，如电除颤、起搏器、监护仪的使用等。

（9）防止雷电击伤，雨天不在树下避雨、不在高压电线下停留，不靠近避雷器等。

（10）看见有电线断落在离自己很近的地面上，不要惊慌，也不要撒腿就跑，可采取单脚跳或双脚并拢的方式跳离危险区（至少8米以外），以防形成跨步电压从而造成触电伤害。

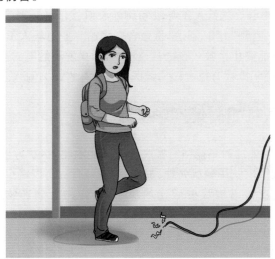

三十六、淹溺的现场急救

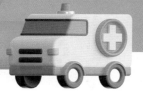

01 认识淹溺

淹溺又称溺水,是指人淹没于水或其他液态介质中,在呼吸道入口处形成一道气液平面,从而导致呼吸障碍的过程。据不完全统计,我国每年约有 57 000 人因淹溺死亡,而在青少年意外伤害致死的事故中,淹溺事故则成为"头号杀手"。

02 哪些原因可导致淹溺

(1)技术不熟练:初学游泳的人,由于技术掌握的不好,在水中一旦发生问题就容易手忙脚乱,导致呛水而造成溺水。

(2)抽筋溺水:由于下水前准备活动不充分、水温偏冷或长时间游泳等原因,在水下出现四肢痉挛、抽搐,导致失去自主能力而下沉。

(3)在非游泳区游泳:由于安全意识淡薄,在非开放的水域游泳,四肢可能会被水底的水草缠绕而导致下沉,或者陷入泥沙而失去控制能力。

(4)在水中互相嬉戏、打闹,发生意外后惊慌失措,导致溺水。

03 淹溺的现场急救

(1)淹溺时应如何自救

1)不习水性者:首先保持冷静,积极呼救,去除身上重物,同时要睁开眼睛,观察周围情况。其次迅速抓住可以抓、拉、扶的物品,借力浮出水面。最后放松全身,头向后仰,利用自身浮力尽量让自己口鼻露出水面,呼气要浅,吸气要深,避免挣扎,保留体力,争取更多的救援时间。

2)若游泳时在水中突然抽筋,要保持镇静,应停止游动,先深吸一口气,仰面浮于水面。如果是小腿抽筋,手握住抽筋腿的脚趾,用力地向上拉,反复几次直至恢复;如果是手指抽筋,迅速握紧拳头,用力伸直,反复几次直至恢复。

3)若在水中被水草缠住,首先保持镇静,切不可踩水或手脚乱动。采用仰泳方式(两腿伸直、用手掌倒划水)顺原路慢慢退回,或平卧水面,使两腿分开,用手解脱。自己无法摆脱时,应及时呼救。

(2)遇见别人淹溺该如何施救

1)大声呼救,向周围人求救,有条件的立刻拨打"110"及"120"求救。

2)将树枝、竹竿、衣服的一端伸过去,让淹溺者拽住再将其拖上岸。救人时要伏地降低重心,避免被拉入水中。

3)抛一些泡沫块、游泳圈,让淹溺者抱着漂浮在水面。

4)目击者一定不能慌乱,不要盲目下水,不会游泳者切忌用手直接拉淹溺者。会游泳者下水前先观察清楚位置,从淹溺者后方实施救援,以避免因淹溺者挣扎导致危险或救援失败。用左手握其右手或托住头部将其以仰泳方式拖向岸边,也可以从其背部抓住腋窝拖出。

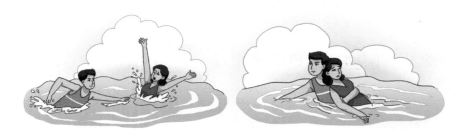

(3)淹溺者救上岸后现场急救方法:把人捞上岸后不能先控水,以免耽误抢救时间,而是应先判断淹溺者有无意识和呼吸,尽快呼救或拨打"120"。

1)意识清醒,有呼吸、脉搏:救援者应让其保持呼吸道通畅,并尽量擦干其身上的水,同时为其保暖,等待救护车到达。

2)意识不清,有呼吸、脉搏:救援者应先清理口鼻异物,保证其呼吸道通畅,使其呈侧卧位,并密切观察淹溺者状况,直到救护车到达。

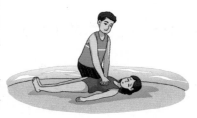

3)昏迷,无呼吸、脉搏:应立即开始心肺复苏进行基础生命支持(具体参考本书心肺复苏一节),然后等待救援。

04　医院如何处理淹溺

　　经现场抢救的淹溺者应及时送至医院给予进一步评估和监护,采取综合措施进行治疗,特别是保护循环、呼吸和神经系统等功能。即使淹溺者自主呼吸及脉搏已恢复,但因缺氧的存在,仍需送医院进一步观察24~48小时。同时,注意所谓的"第二次淹溺"。即24~48小时后出现脑水肿、肺炎、急性呼吸窘迫综合征、溶血性贫血、弥散性血管内凝血等。需特别叮嘱离院回家的病人,如出现相关不适,应立即来院复诊。

05　如何预防淹溺

　　(1)有关部门应根据水源地情况制订有针对性的淹溺预防措施。

　　(2)饱饭后、空腹时、饮酒后、服药后、身体不适时应避免水中活动,老年人、儿童、伤残人士避免单独接近水源。

　　(3)游泳前应做好热身、适应水温,减少水中抽筋和心脏病发作的机会。

　　(4)未经训练者,远离激流,避免在自然环境下使用充气式游泳圈,不建议在入水前大口快速喘气用过度换气的方法进行潜泳前的准备。

　　(5)如有可能,应从儿童期尽早开始进行游泳训练,在人群中普及心肺复苏术可极大提高淹溺抢救成功率。

三十七、意外之"吻"
——宠物咬伤

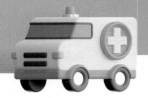

　　随着生活水平的提高,我们的宠物也不仅仅局限于猫、狗,仓鼠、兔子、乌龟等可爱类型的,同时蜥蜴、蛇等有一定危险的动物也走进家庭被当作宠物。孩子天生喜欢小动物,喜爱与小动物互动玩耍,但是再温顺的动物也有因为愤怒导致孩子甚至成人受伤的时候。在受到动物所致的伤害后如何处理?

01　什么是咬伤?

　　咬伤是指牙齿咬合、切割人体组织导致的皮肤破损、组织撕裂、出血和感染等损伤。除了非特异性感染即"化脓"外,还可引起狂犬病、破伤风、气性坏疽等特殊感染。咬伤是急诊外科常见的问题,正确的早期伤口处理、根据需要及免疫接种史进行狂犬病、破伤风等疾病的预防是咬伤处理基本原则。

02　咬伤类型和感染表现

　　常见的损伤类型包括划伤、穿刺伤、撕裂伤。严重的损伤通常因宠物(如大型犬类)咬合力大,并伴随着撕扯,尤其在幼儿的头部和颈部,常导致致死性损伤。
　　被咬伤后感染的表现分为局部感染和全身性感染。局部感染往往在咬伤后1~3天出现,表现为发热、红肿、疼痛、脓性分泌物、皮下脓肿、掌深间隙感染和淋巴管炎;全身性感染,如骨髓炎、化脓性关节炎和菌血症。

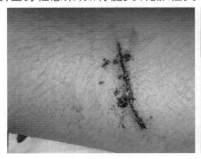

宠物所致的划伤

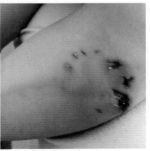

宠物所致的穿刺伤

03　被咬伤后的处理方法

（1）保证周围环境安全，避免在处理伤口时遭到宠物的二次伤害。

（2）被咬伤后可按照以下原则处理：①在第一时间自行对伤口进行简单的处理，可对伤口冲洗和清洗。用肥皂水（或其他弱碱性清洗剂）和一定压力的流动清水交替清洗所有咬伤处约 15 分钟，然后用无菌纱布或脱脂棉将伤口处残留液吸尽，在清洗的时候一定要注意，伤口通常呈活瓣形，尽量将皮肤下层冲洗干净。②在冲洗后进行消毒处理。尽快使用碘伏或其他具有灭活病毒能力的医用制剂涂擦或清洗伤口内部，可以灭活伤口局部残存的狂犬病病毒及各种致病菌。

（3）如果伤口较大，软组织损伤严重，则不宜过度冲洗，防止引起大出血。不要包扎伤口，因为开放的伤口不利于狂犬病病毒和厌氧菌（如破伤风杆菌）的存活。可用干净的纱布或纸巾把伤口盖上。

（4）处理完伤口后，尽快就医。

04　医院如何处理宠物咬伤

（1）根据伤口情况，医生判断伤口是否需要扩大清创或缝合处理。

（2）针对咬伤伤口的危险程度进行分级判断，是否需要进行疫苗接种。伤口首次暴露后，要在 24 小时内接种狂犬病疫苗，越早越能有效预防和控制狂犬病病情。一般受伤者需要注射 5 针狂犬病疫苗，分别于 24 小时内、第 3 天、第 7 天、第 14 天和第 28 天各注射一次，注射部位为上臂三角肌，其剂量不分体重和年龄，疫苗诱导产生抗体。若半年内不幸再次被动物咬伤，不需接种疫苗；半年到一年内被咬伤，则在 24 小时内和第 3 天各接种一针；1~3 年内被咬伤，需在 24 小时内、第 3 天和第 7 天各接种一针；超过 3 年者，需要全程接种。

（3）宠物咬伤后不是只需要注射狂犬病疫苗预防狂犬病毒感染，还需要注意预防其他感染，如破伤风感染、厌氧菌感染。

05　疫苗接种之后注意事项

（1）被咬伤患者，在注射狂犬病疫苗期间禁止应用皮质激素类药物，饮酒，喝浓茶及吃有刺激性的食物，避免剧烈运动、过度疲劳、着凉、感冒，以减轻反应。

（2）同时给予维生素及抗感染药物，为避免免疫干扰现象，在注射狂犬病疫苗期间，尽量不接种其他疫苗。如正在接种预防另一种疾病的疫苗，需错开接种部位。

（3）如感冒而有发热者,等体温下降后立即接种。

（4）狂犬病疫苗部分人接种后可产出不同程度的不良反应,接种后需观察30分钟。出现轻微反应,如注射部位可出现红肿、疼痛、发痒,一般不需要处理;出现其他情况应及时就医。

三十八、揭秘蛇咬伤

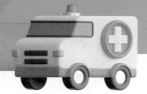

当人们在野外遭遇蛇咬伤时，第一时间想到的方法，往往是影视剧里的急救画面——"用嘴吸毒"，然而这些方法通常并不靠谱。有新闻曾报道福建泉州一女子在田间劳作时意外被毒蛇咬伤手指，果断选择模仿电视剧中情节用嘴巴吸毒，反而伤情愈发严重。这是因为毒素也可经口腔黏膜吸收，特别是当人们口中有溃疡、嘴唇破皮、龋齿和牙龈炎时，更是给了毒素一个绝佳突破口。

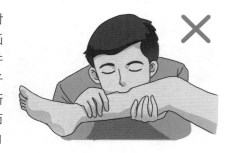

蛇咬伤在我国广大农村地区及山区常见，尤以南方居多，多发生在夏、秋两季，其中 7~9 月份发病率最高。今天我们就从以下几个方面带大家详细了解蛇咬伤的相关知识。

01 蛇的分类

蛇分为无毒蛇和有毒蛇两类。

不同种类的毒蛇分泌不同的毒素，常见的蛇毒分为 3 类：神经毒素、血液毒素及混合毒素。

（1）神经毒素：常见于金环蛇、银环蛇。

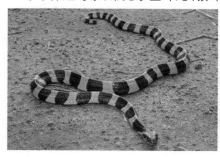
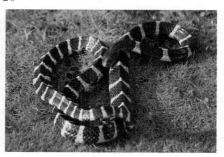

（2）血液毒素：常见于竹叶青、五步蛇。

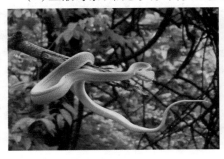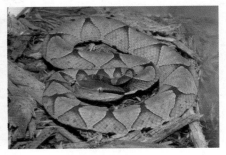

（3）混合毒素：常见于蝮蛇、眼镜蛇。

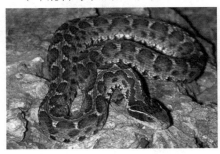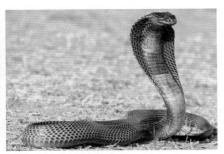

02　蛇咬伤后症状

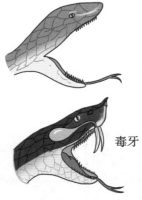

毒牙

毒蛇
口腔内有一对毒牙

无毒蛇咬伤的细小牙痕

毒蛇咬伤的牙痕

无毒蛇咬伤只在局部皮肤留下两排对称的细小齿痕，轻度刺痛，无生命危险。

毒蛇咬伤伤口局部常有一对较深齿痕，蛇毒注入体内，伴有疼痛和肿胀，肿胀蔓延迅速，淋巴结肿大，皮肤出现血疱、瘀斑，甚至局部组织坏死。部分患者伤后可因广泛的毛细血管渗漏引起肺水肿、低血压、心律失常；皮肤黏膜及伤口出血，血尿、尿少，出现肾功能不全以及多器官衰竭危及生命。

03　蛇咬伤后，我们应该怎么办

（1）应立即脱离蛇咬伤环境，不要企图去捕捉或追打蛇，以免造成二次咬伤。

（2）尽量记住蛇的样子，如蛇头、斑纹、颜色、大小等，也可以通过手机拍照留取蛇的照片，有助于医生判断病情，有助于治疗。

（3）不要惊慌，保持冷静，减少走动，让受伤肢体下垂并低于心脏，以免加速血液循环，导致毒素扩散加快。

（4）可用鞋带、裤带之类的绳子绑扎伤口的近心端，捆绑时需加衬垫。如果手指被咬伤可绑扎指根；手掌或前臂被咬伤可绑扎肘关节上方；足部或小腿被咬伤可绑扎膝关节下方；大腿被咬伤可绑扎大腿根部。绑扎的目的是减少毒素向全身蔓延，不可过紧，应可通过一指为宜，每30分钟松开1~2分钟，避免肢体缺血坏死。

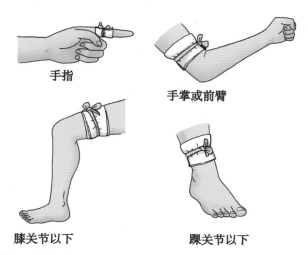

手指　　　　　　　　手掌或前臂

膝关节以下　　　　　　踝关节以下

（5）可利用周围的清洁水源冲洗伤口，冲洗时从肢体的近心端向伤口方向挤压（不要过于用力），促使毒液从伤口排出体外。

（6）有条件者可在冲洗伤口后，将患肢浸入冷水中，以减少疼痛、减少毒素吸收，降低毒素中酶的活性及局部代谢。

以上措施处理速度越快，处理越干净，危险系数越低。

（7）最重要的一点：在确认被咬后应立即拨打"120"，及时转运至有条件的医院进行救治，以免发生危险。

04　院内救治

院内尽早使用抗蛇毒血清，可以提高患者救治效果，建议蛇咬伤高发地区医院急诊科配备该地区常见毒蛇的抗蛇毒血清；及时给予破伤风预防治疗；咬伤创面处理；如有其他症状，给予对症处理。

05　生活中怎样预防蛇咬伤

许多毒蛇的颜色与周围环境的景物颜色很相似，不容易被人发现。所以在外旅游、劳作，特别是在进入深山草丛时，最好带上一根竹棍或木棍开路，可以"打草惊蛇"，把蛇吓跑。另一方面，人被蛇咬伤，多为四肢的露出部位，如腕、踝关节、足脊部及小腿等处，所以在蛇活动的地方干活，最好不要赤脚走路，应该穿上高腰球鞋或胶鞋，穿长裤，必要时绷紧裤脚。晚上外出须带上照明工具。进入丛林时，还要头戴斗笠或草帽，这些对预防毒蛇咬伤有一定的作用。

如果遇到蛇追人，千万不要沿直线逃跑，可采取"之"字形路线跑开。如果您在家中、校园宿舍遇到蛇，请不要过于紧张害怕，无毒蛇通常胆小，不会主动攻击人类。可以在房间的角落等处放一些艾草、蚊香、驱虫剂、硫黄粉等，将蛇逼走。如果您认为是毒蛇，请不要试图驱走，这样做可能会刺激毒蛇并使其发动攻击，最好请消防队进行安全地抓蛇，以免造成意外伤害。

三十九、不可忽视的毒刺
——蜂蜇伤

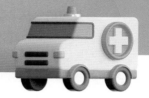

蜂类不仅是人类的好朋友,也是自然界许多植物的好朋友。辛勤的蜜蜂在花朵之间飞舞,不但为我们带来了甜美的蜂蜜,也通过传授花粉,让植物结出可口的果子。然而,小小的蜜蜂也不是好惹的,要是不小心激怒了它们,它们就会倾巢出动,让入侵者尝尝毒刺的滋味。除了蜜蜂,许多蜂类,如马蜂、胡蜂等,也都长有锋利的毒刺。它们有时会在我们居住的地方筑巢,且脾气更为火爆,甚至会主动攻击我们,轻则赏你几个"红包",严重的话甚至会危及人的生命,十分凶险。那么我们今天就来谈谈蜂蜇伤。

01 认识蜂蜇伤和蜂毒

(1)蜂蜇伤:蜂蜇伤的定义是被蜂(蜜蜂、大黄蜂、胡蜂)蜇伤后出现局部和系统中毒症状。

(2)蜂毒:蜂毒有很多复杂的成分,不同的蜂之间蜂毒的成分也有很多不同。组胺是一种存在于蜂毒之中的小分子物质,在我们人体中有很强地舒张血管的作用。因此,它会导致我们被蜇伤的部位肿胀,也就是长了个"红包"。蜂毒中的一些成分,如神经毒素、溶血毒素等,会经血液快速进入我们的循环系统,破坏我们的血细胞,并严重危害身体器官。如果被群蜂蜇伤,很有可能会导致身体重要器官急性衰竭。蜂毒中还有一些极易引起过敏反应的成分,如蜂毒肽、透明质酸酶、磷脂酶、类蛋白等。这些物质会过度激活我们身体的免疫系统,导致严重的过敏反应,如荨麻疹,恶心,甚至呼吸困难,心跳停止等。有研究人员发现,黄蜂蜇伤更易引起这种严重的过敏反应。有些人的体质对蜂毒十分敏感,即使不小心接触少量的蜂毒,也会发生非常严重的过敏反应,甚至导致死亡。这种死亡大多数是速发型超敏反应,与毒素的量无关。大量毒素注入也可通过非过敏反应途径导致早期死亡。

02　蜂蜇伤的临床表现

蜂蜇伤的临床表现包含局部表现和全身表现。

（1）局部表现：包括蜇伤处皮肤剧烈、烧灼样疼痛、局部皮疹伴瘙痒、局部或广泛水肿，可累及整个肢体。如果为群蜂蜇伤，在大声呼救过程中，可出现舌或喉部的蜇伤造成口腔内、喉头水肿，威胁气道的通畅性。

（2）全身表现：包括过敏性休克，血压下降，导致循环、呼吸衰竭、发热、全身疼痛、头痛、躁动不安、肌肉痉挛。胡蜂蜇伤可能发生溶血，出现血红蛋白尿、肾衰竭，肝脏损害者可有黄疸和肝功能异常。

03　蜂蜇伤现场怎么处理

蜜蜂蜇人时，只要毒针接触到机体，便会脱离蜂体深入人的皮肤中，里面的毒囊仍会继续有节奏地收缩，直到蜂毒液全部注入人体为止。因此当我们被蜜蜂蜇伤时，应该尽快拔除肉眼可见的毒刺，因为在蜇伤后2~20分钟内仍有毒物释放，同时并用清水或生理盐水冲洗伤口。蜜蜂蜂毒呈酸性，用肥皂水或碳酸氢钠溶液冲洗；胡蜂蜂毒呈碱性，可用食醋冲洗。伤口肿胀且疼痛剧烈，可以抬高患处的肢体，并用冷水浸透毛巾敷在伤处，以减轻肿痛。嘱患者穿宽松纯棉衣服，减少对伤口的摩擦。

多数蜂蜇伤只需要局部的处理，但切不可大意，一定要持续观察伤口情况及伴随的症状。如果之前有过对蜂毒过敏的情况，或者已经出现呕吐、头晕、荨麻疹、胸闷等，应该立即前往医院就诊或拨打急救电话"120"，可以肌内注射肾上腺素0.5~1毫克防止速发型过敏反应。

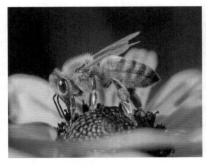

采蜜的蜜蜂

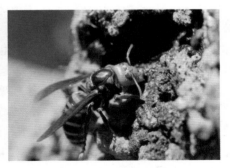

吃肉的胡蜂

04　蜂蜇伤的医院内治疗

基本治疗方法包括以下几种。

（1）液体治疗：早期大量补液，能有效地防治横纹肌溶解导致的急性肾损伤。

（2）抗炎。

（3）抗休克。

（4）抑酸药物使用。

（5）保肝及营养支持治疗。

（6）根据病情，早期进行血液净化。

05　蜂毒好可怕，我该怎样避免它的危害呢

夏天、秋天是蜂群活动较多的季节，我们去户外，尤其是植物茂盛的地方游玩时，尽量不要穿颜色鲜亮的和暴露的衣服，要穿长袖衣裤，必要时戴好帽子和手套。不要追逐、驱赶蜜蜂，更不要靠近蜂巢，以免发生危险。一旦不小心招惹了蜂群，要马上采取保护措施，立即躲在附近的掩体内，或就地趴下减少身体暴露，保护好头、面及手部。如果在居住环境周围发现蜂巢，切不可擅自行动捣毁蜂巢，而应积极寻求专业人员的帮助。

四十、烧烫伤小课堂

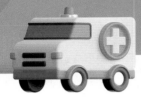

01　认识烧烫伤

烧烫伤是指由热力所引起的组织损伤的统称,包括由火焰、热力、光源、化学腐蚀剂、放射线等因素所致的损伤。

因电、化学物质所致的损伤特性不同,所以通常意义的烧伤多指单纯因热力,如火焰、热液、热蒸气、热金属物体等所致的组织损伤。

烫伤是由热液、蒸气等所引起的组织损伤,是热力烧伤的一种。

02　哪些原因可导致烧烫伤

(1)烧伤:①实验室的化学试剂如强酸、强碱等可引起化学烧伤。②直接的电流损伤可引起局部皮肤出现烧灼,从而引起电烧伤。③日常生活中常见的紫外线烧伤,日常化工染料、塑料以及家具燃烧等烧伤。

(2)烫伤:①热水、热气、热汤、热饭等。②取用暖水瓶时穿着拖鞋或高跟鞋等不防滑的鞋子易滑倒,导致烫伤。③洗澡时水温调节不合适,冬天使用暖水袋等均可引起烫伤。

03　自己如何紧急处理烧烫伤

烧烫伤急救原则:迅速脱离致伤源、立即冷疗、就近急救和转运。

(1)热力烧伤

1)冲:先冲水。用 15～20 摄氏度流动冷水冲15～30 分钟,直到刺痛火辣的感觉改善为止。冷水可将热度迅速散去,以降低对皮肤深层组织的伤害。还可以止痛、减少渗出和肿胀,从而避免或减少水疱

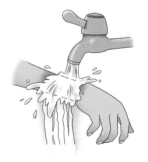

形成。

2）脱：不能真的"脱"。因为烫伤严重时衣物会粘住皮肤,如果直接"脱",很可能会把皮肤给扯下来。一般要用剪刀剪开,或者将沾上热水、残留热油等高温物质的衣服用冷水充分泡湿后小心脱掉,脱时避免将伤口的水疱弄破。如果衣服粘在创面上,要剪下附近的衣物,保留粘住的部分,并且除去烫伤处的戒指和手环等金属饰品。

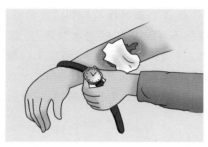

3）泡：冲水后应继续浸泡。浸泡在 15~20 摄氏度冷水的容器里 15~30 分钟。如果不能泡到的身体部位就用沾冷水的毛巾或纱布覆盖,继续降低局部的温度,可减轻疼痛及稳定情绪。但是大面积烧烫伤的患者,尤其是小孩和老人,应避免过长时间浸泡于冷水中,否则会导致体温过低对身体造成伤害。

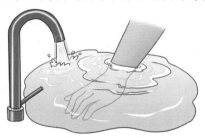

4）盖：用清洁干净的毛巾或布单、纱布覆盖伤口,不要任意涂抹外用药物或"民间偏方"。

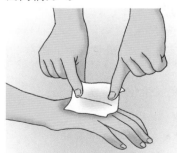

盖：用无菌纱布覆盖伤口

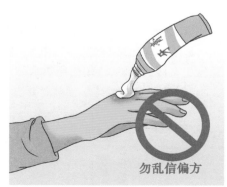

勿乱信偏方

5）送：除面积小、程度比较轻（Ⅰ度烫伤）的烫伤外，最好前往邻近的医院做进一步处理。

（2）化学烧伤：烧伤严重程度与化学物品酸碱的性质、浓度及接触时间有关。此时立即用大量清洁水冲洗至少30分钟以上，一方面可冲淡和清除残留余的化学品，另一方面作为冷疗的一种方式，可减轻疼痛。注意用水量应足够大，目的是迅速将残余碱从创面冲净。头面部烧伤应首先注意眼睛，尤其是角膜有无烧伤，并优先冲洗。边处理边及时拨打"120"或前往邻近医院进一步治疗。浓硫酸和黄磷引起的烧伤不可用水冲洗，遇水放热，会造成更大伤害。

（3）电烧伤：急救时，应立即切断电源，不可在未切断电源时去接触患者，以免自身被电击伤，及时拨打"120"或前往邻近医院进一步治疗（具体可见"三十五、'电老虎'触不得"），当出现呼吸、心搏骤停时，应及时进行人工呼吸、心脏按压等处理。

04　医院如何处理烧烫伤

现场急救的基本要求是迅速终止热源致伤和应急处理，针对不同烧伤原因，采取相应急救措施，严重者送邻近医院进一步治疗，如药物治疗、消毒清创、手术治疗（削痂、切痂和植皮）等。

05　如何预防烧烫伤

（1）烟花爆竹属易燃、易爆的物品，尽量不要燃放烟花爆竹。

（2）用微波炉或烤箱加热食物后，要先断电，然后戴上隔热手套，从中取出食物。

（3）宿舍内应保持地板干燥，以免拿热东西时滑倒。

（4）取用热水时尽量不要穿高跟鞋等不防滑的鞋子，以免滑倒。

（5）热水瓶不要放在地上，容易被踢倒，要放在安全处。

（6）洗澡时，要养成先试水温的习惯，以防止被热水烫伤。

（7）在和热源接触的过程中，尽量要保持一定的距离，避免人体的皮肤和热源发生直接的接触，谨慎使用热水袋、电热毯等。

（8）实验室接触化学试剂时要谨慎小心，以免发生化学烧伤。

四十一、冻伤知多少

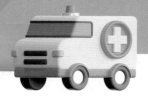

01 什么是冻伤

由寒冷直接作用及各种诱因共同引起的全身或局部组织损伤的一类疾病。

02 冻伤的分类

按照损伤范围:可分为全身性冻伤(即低体温或冻僵),以及局部性冻伤。

如果按照冻肢融化复温后的表现程度进行分类,可分为四种。

Ⅰ度冻伤:仅累及表皮,皮肤感觉过敏或减退,有烧灼、疼痛和刺痒感,表现为红色或紫色的充血水肿,此时也可称为红斑性冻伤。

Ⅱ度冻伤:开始累及真皮,除Ⅰ度冻伤的充血水肿外,更主要特点是形成水疱,因此也可称为水疱性冻伤。水疱通常在 12~24 h 内形成,疱壁结痂脱落后,露出完整皮肤。

Ⅲ度冻伤:程度相对更重,也称为腐蚀性冻伤,累及皮肤全层并发生坏死,并可扩展到皮下,常形成血性水疱,创面颜色可为黑褐色,肢体疼痛明显,坏死组织结痂剥脱后,露出肉芽组织。

Ⅳ度冻伤:最严重,通常可以导致干性坏死,伤及肌肉、骨

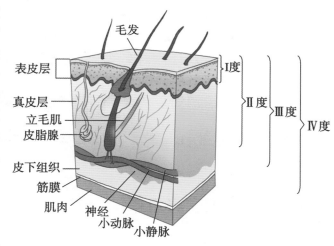

冻伤的分度

骼,皮肤呈苍白或紫蓝色,水疱呈暗红色,肢体剧烈疼痛。

03 冻伤发生的原因

影响冻伤的因素可以分为环境因素及机体自身因素。

(1)环境因素:包括环境温度、风速、潮湿度。气温寒冷是冻伤的主要条件。风能加速热的散失,促进环境温度的降低。风速越大,散热越快。水的导热能力是干空气的 25 倍,水中散热比同样温度的干空气中散热要快得多。

(2)影响冻伤的机体自身因素:包括以下几个方面。

1)年龄:婴幼儿及老年人,体温调节功能低下,对寒冷十分敏感,尤其是早产儿更敏感,对外界环境的适应能力弱,易发生冻伤。

2)饥饿和疲劳:在低温环境,机体的新陈代谢和产热活动比较旺盛,需要有足够的营养物质的供应,才能抵御寒冷,饥饿和疲劳是冻伤和冻死的重要因素。

3)外伤或慢性疾病(如糖尿病)患者和严重外伤后(特别失血后),机体对寒冷的抵抗力降低。

4)酒精或药物:尤其影响神经系统的药物,主要影响了体温调节中枢对寒冷的反应,导致无法调节温度,进而引起冻伤,甚至冻死。

04 发生冻伤后的现场处理

(1)尽快脱离寒冷环境,转移至温暖避风干燥的环境中,搬动时动作要轻,以免发生骨折或扭伤。

(2)可将患者安置在暖室内,盖好被子,随时观察体温情况。

(3)如果衣服潮湿,应尽早脱去衣物,更换为干燥的衣物或被褥。

(4)在低体温时,痛温觉会出现感觉迟钝,且局部微循环障碍,如使用热水袋等保暖物品时,应警惕烫伤的发生。

(5)如果患者意识清楚,没有恶心、呕吐等症状,可以口服加温的水或饮料,并适当补充能量。

(6)对于严重低体温导致的呼吸、心搏骤停,应立即进行人工呼吸及心脏按压现场抢救。

05 医院如何处理

送至医院后,可采用多种复温方法,如体外血液循环、升温毯等,积极给予对症支持治疗。

06 预防冻伤的方法

（1）良好的保暖措施，保持足够的中心体温和机体含水量。

（2）尽早脱离寒冷环境，避免低温持续作用，及时脱掉被冰雪浸湿的衣物。

（3）最大限度避免使用或者处置一些能够引起有效循环血量下降的药物，比如酒精等。

（4）保证充足的营养和热量。

（5）如果出现麻木警惕即将发生冻伤，经常检查有无发生手、脚、颜面等麻木、疼痛或者感觉异常。

（6）适当进行活动，以扩张外周血管，增加血流速度，有效维持外周血液灌注。

（7）冻伤部位要足够温暖，预防再次冻伤或者二次伤害。

四十二、食管异物和气道异物

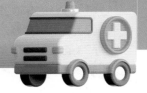

01 认识异物及其引起的症状

常言道:"能吃是福",但吃通常也能引起急症,不可大意,临床上因为"吃"所导致的食管异物与气道异物而就诊的患者不在少数。食管异物是指各种原因导致异物暂时停留或嵌顿于食管。气道异物通常指喉、气管或支气管内进入外来物。二者均可发生在任何年龄,以儿童与老年人多见。

食管异物易卡顿于食管狭窄处,引起疼痛、异物梗阻感、吞咽困难等。异物较大或尖锐时,会导致食管损伤,引起感染、食管周围炎、食管瘘等,尖锐的异物甚至可穿破食管,继而刺破大血管引起致命的大出血。在儿童中,较为常见的食管异物为电池、硬币、玩具等,而老年人中较常见的是鸡骨头、鱼刺、坚果核等硬质食物。

气道异物会因窒息导致心搏骤停而危及生命,这是由于气道最重要的生理功能就是呼吸。当异物卡在喉部或气道内时,堵塞气道,呼吸受限时,人体需要的氧气不充足,需要通过大口呼吸来代偿,同时触发人体正常的生理防御反射排出异物,也就是咳嗽反射,使得人体出现咳嗽症状。时间久了,会出现口唇发紫等缺氧症状。在此过程中,人体潜意识里会向外界发送"救命"信号,用手捂住脖子,形成"V"形手势。综上所述,异物进入气道后,会出现大口呼吸、突发剧烈咳嗽、气喘、口唇发紫、"V"形手势、憋喘、呼吸窘迫等症状,更严重者甚至可导致呼吸、心搏骤停、窒息死亡。

02 引起食管、气道异物的常见原因

食管与气道关系密切,仅一门之隔。正常吃饭时,会厌这个阀门关闭,食物进入食管内,完成正常的消化过程。但是当嬉笑、吞咽功能减弱等多种因素导致吞咽时会厌开启,食物就会进入气道,成为气道异物。

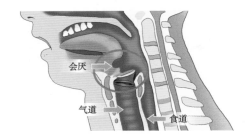

老年人与儿童是食管及气道异物的高发人群。其发生原因是什么呢？对于不同人群来说是不一样的，通常儿童有进食时嬉笑、玩耍的习惯，且儿童生理结构尚未发育健全，而老年人反应迟钝、吞咽及咳嗽反射减弱，且多伴有影响神经系统的基础疾病，这些都是导致食管及气道异物的原因。

对于大学生等年轻人来说，原因也多种多样。

（1）进食时不专注：成年人饮食时注意力不集中，例如边玩手机边进食、边工作边进食，或者进食时狼吞虎咽，常为引起食管异物的原因。

（2）醉酒：年轻人因工作、聚会等常饮酒，醉酒者咳嗽与吞咽功能减弱，易导致气道异物。同时，醉酒者易呕吐，平躺不易排出，导致呕吐物误吸入气道，严重者会引起吸入性肺炎甚至窒息死亡。

（3）进食时嬉笑打闹：年轻人进食时一旦大笑，会厌开启，可因误吸气而将口腔中的物品吸入气道。

03 异物如何处理

（1）食管异物：一定要强调的是，发生食管异物时，咽口水、吞食物、喝醋等方法试图去除鱼刺等食管异物是不科学的。强行吞咽时，如果划破食管及血管，会造成严重后果。细小鱼刺可尝试反复咳嗽，将其咳出。如果鱼刺较大、较硬，随时会有可能出现大出血危及生命，最合适的方法是尝试去除异物。此时应停止进食，寻找勺子、筷子及手电筒，用勺子压住舌头前半部分，用手电筒观察患者咽部，发现异物时用筷子夹出，如果最后看不到异物，说明异物位置较深，应及时就医。

（2）气道异物：及时识别气道异物对于抢救成功来说至关重要，而识别气道异物的主要方法是观察。当患者出现部分气道阻塞时，会表现为咳嗽不止、喘息、呼吸困难、面色青紫等，但是可以用力咳嗽，此时应鼓励患者咳嗽并守护在其身旁观察，注意其动态变化，当患者出现气道完全阻塞时，不能说话、不能咳嗽，会双手抓住颈部形成"V"形手势，甚至昏倒在地，要立即对其抢救。大脑对缺氧极其敏感，一旦缺氧会导致不良神经结局，越晚抢救，后果越严重，甚至会出现呼吸、心搏骤停，即使抢救过来，也可能会导致残疾、植物人、脑死亡等严重后果，所以自己与周围人的及时处理尤为重要。气道异物处理方法详见海姆里克急救法章节。

04 医院如何处理异物

（1）食管异物：应就诊于耳鼻喉科，必要时请消化科、心胸外科、介入科、普外科等相关科室会诊，完善上消化道造影及颈胸部 CT，明确异物位置，借助喉镜、食管镜、胃镜等取出。但如果异物较大、较尖锐,位置邻近血管,情况复杂,取出时风险较大,可请相关科室介入及手术治疗,同时使用抗生素、抗感染等积极对症治疗。

(2)气道异物:应询问患者有无异物吸入史。异物吸入史是最重要的诊断证据,观察是否有咳嗽、喘息、呼吸困难等症状,检查呼吸音及声门下拍击音等,进行胸透、胸片、CT 等影像学检查肺不张、肺气肿等。对于可疑患者进行纤维支气管镜、CT 三维重建等检查。对于基本确诊病例,麻醉后取出异物,必要时手术治疗。

05 如何预防异物

(1)最好不要给儿童吃糖豆、瓜子、花生等食物,食用时须有家长看护。教育儿童不要将异物放于口中,发现口中有异物时及时取出。

(2)养成良好的就餐习惯,应专心,进餐时避免看手机及工作。宜细嚼慢咽,"食不言,寝不语",吃饭时禁忌大笑及嬉闹,更不宜追逐打闹。

(3)醉酒者呕吐时,头应偏向一侧,以免误吸。

(4)老年人及儿童应避免食用尖锐食物,佩戴义齿者,应定期检查义齿是否松动。

中毒的急救

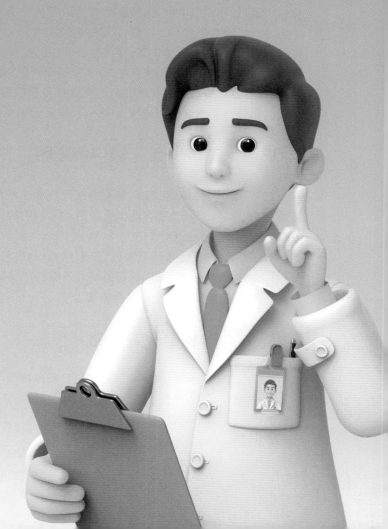

四十三、一氧化碳中毒

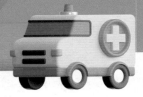

01   认识一氧化碳中毒

一氧化碳(carbon monoxide,CO)是含碳物质不完全燃烧所产生的一种无色、无味、无臭、无刺激性气体,不溶于水。吸入过量 CO 引起的中毒称急性一氧化碳中毒,俗称煤气中毒,是我国北方地区气体中毒致死的主要原因之一。CO中毒发病机制主要是 CO 与血红蛋白的亲和力比氧气与血红蛋白的亲和力高200~300 倍,CO 吸入体内后,极易与血液中血红蛋白结合,形成稳定的碳氧血红蛋白。碳氧血红蛋白无携氧能力,一旦形成其解离又比氧合血红蛋白慢3 600倍,且碳氧血红蛋白的存在还抑制氧合血红蛋白的解离,阻碍氧的释放和传递,使血红蛋白丧失携氧能力和作用,进一步导致低氧血症,引起组织缺氧。

02   造成一氧化碳中毒原因

(1)工业中毒:炼钢、炼焦、烧窑等生产过程中炉门或窑门关闭不严,煤气管道漏气,汽车排出尾气,都可逸出大量的 CO。矿井打眼放炮产生的炮烟及煤矿瓦斯爆炸时均有大量 CO 产生。

(2)生活中毒:当通风不良时,家庭用煤炉、燃气热水器所产生的 CO 以及煤气泄漏或在密闭空调车内滞留时间过长等均可引起 CO 中毒。火灾现场空气中 CO 浓度高达 10% 时也可发生中毒。

03   一氧化碳中毒临床表现

(1)急性 CO 中毒:分为轻、中、重三种临床类型。

1)轻度中毒:表现为头晕、头痛、恶心、呕吐、全身无力。

2)中度中毒:患者皮肤黏膜可呈"樱桃红色",上述症状加重,出现兴奋、幻觉、视力减退、意识模糊或浅昏迷。

3）重度中毒：表现为抽搐、深昏迷、低血压、心律失常和呼吸衰竭。

（2）中毒迟发性脑病：CO中毒患者在抢救恢复后，经2~60天的假愈期，可出现中毒迟发性脑病，其临床表现如下。

1）精神异常或意识障碍，呈现痴呆、木僵、谵妄或去大脑皮质状态（又叫植物人状态）。

2）锥体外系神经障碍，出现帕金森综合征的表现。

3）锥体系统损害，如偏瘫、失语、病理反射阳性或大小便失禁等。

4）大脑皮质局灶性功能障碍，如失语、失明、不能站立或继发性癫痫。

5）脑神经及周围神经损害，如视神经萎缩、听神经损害及周围神经病变等。

04　一氧化碳中毒现场处理

（1）脱离中毒现场。

（2）确保气道通畅。

（3）立即拨打"120"。

（4）了解中毒时所处环境，患者停留时间及同室的人有无中毒，以及患者的身体状况。

（5）对有意识障碍患者，应询问陪同人员发生时间、当时情况以及身边有无其他异常情况等。

（6）有条件者尽快吸氧治疗。

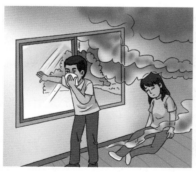

第一步：稀释毒气
迅速打开门窗，使新鲜空气进入室内。
切勿打开任何电器或使用明火照明

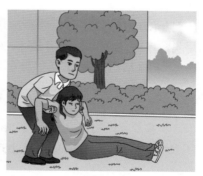

第二步：移离现场
将中毒者转移到空气新鲜的地方

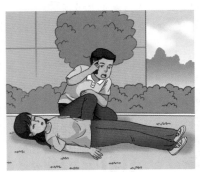

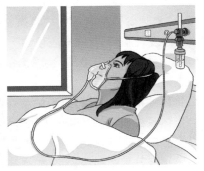

第三步：呼救及施救
迅速拨打"120"，强调是煤气中毒。
如中毒者呼吸、心跳停止，救护车到
达前，应对其进行心肺复苏术

第四步：吸氧疗法

05　一氧化碳中毒医院急救

（1）纠正缺氧：患者脱离现场后将其安置于空气新鲜的环境中，保持呼吸道通畅，给予高流量氧气吸入 8～10 升/分。若患者无法维持自主呼吸时，应立即予以人工呼吸，及早使用呼吸机辅助呼吸。

（2）高压氧治疗：让患者在高于一个大气压的环境里吸入 100% 的纯氧进行治疗，对抢救 CO 中毒安全、快速、有效，是治疗 CO 中毒的首选方案，可降低死亡率和后遗症的发生。

（3）防治脑水肿：严重 CO 中毒时，脑水肿可在 24～48 小时发展到高峰，及时采用脱水疗法，使用甘露醇、利尿剂、糖皮质激素等缓解脑水肿。

（4）严密观察病情：严密观察患者意识、瞳孔和生命体征是否平稳，持续血氧饱和度监测以观察缺氧情况。

（5）预防肺部感染：监测患者体温，注意保暖，保持气道通畅，及时清除口腔及咽部分泌物及呕吐物，防止吸入窒息。

（6）促进脑细胞功能的恢复，防止并发症和后遗症的发生。

06　健康教育

（1）安装热水器时，燃气热水器应安装在浴室外，而且要定期检查燃气管道有无破损，并注意热水器及管道的保养及更换，尽量避免采用直排式燃气热水器。在使用燃气热水器洗澡时，门窗不宜紧闭，时间不宜太长，温度不宜太高，使用完之后，及时关闭燃气阀。

（2）在使用煤火炉取暖时，尤其是人炉同屋的情况下，应安装烟囱并要保证其密闭不漏气及通畅;室内要安装排气、排风系统,在使用这些燃煤燃具时,要注意开窗保持空气流畅。

（3）开车时,经常打开车窗保持车内空气新鲜;不宜让发动机长时间空转,车停驶时不要过久地开放空调;驾驶或乘车人员感到不适时,如头晕、发沉、四肢无力,应及时开窗呼吸新鲜空气,并停车休息。

（4）对急性一氧化碳中毒治愈的患者,出院时应指导家属继续观察患者2个月,如出现迟发性脑病有关症状,应及时复查和处理。

四十四、酒精中毒

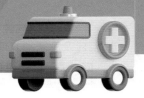

　　中国酒文化历史悠久、博大精深。中国酒文化已经渗透到了现代社会的方方面面。酒已经成了平日里聚餐宴请、社交活动中常见的饮品。大学生饮酒也经常发生，生日聚会、开学重聚、毕业聚餐等事件是大学生饮酒的重要原因。现在大学校园里因为醉酒造成悲剧，酿成大祸，甚至丧命的事也时有发生。

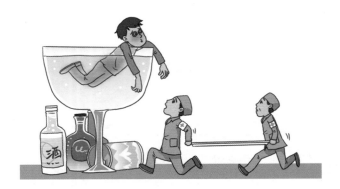

01　酒精的危害

　　大家都知道酗酒和长期饮酒对身体危害很大，认为少量饮酒会对身体有好处，甚至可以养生，其实，这是错误的。美国临床肿瘤学会（american society of clinical cncology，ASCO）发表声明，明确指出：酒精是重要致癌因素。世界卫生组织也早已经把酒精列为一级致癌物。因此，要想减少酒精对身体的伤害，就不要饮酒。只要饮酒，不论多少，对身体都会造成影响。

02　醉酒的定义

　　醉酒在医学上叫作酒精中毒，是指饮用了超过自身所能承受范围的酒精所导致的精神和躯体功能障碍的一系列中毒症状。

03　急性酒精中毒的症状与表现

（1）急性酒精中毒：根据其症状轻重，分为轻度、中度和重度。

轻度：仅有情绪、语言状态异常，常表现为语无伦次、运动不协调、嗜睡、唤醒后对答正确。

中度：意识不清、躁狂或者有攻击行为，有错觉、幻觉或惊厥发作。

重度：昏迷状态，肤色苍白、皮肤湿冷、口唇发紫、脉搏细弱等休克表现。

（2）临床表现：不同程度的醉酒会有不同表现，分为三期。

兴奋期：摄入一定量酒精后，开始逐渐兴奋、情绪奔放、言语幼稚、情绪不稳定，时悲时喜，面色苍白或潮红，眼结膜充血。

共济失调期：表现为步履蹒跚、动作笨拙、语无伦次、言语不清。

昏睡期：患者进入昏迷状态，不能唤醒，皮肤湿冷，呼吸缓慢；也会伴有呕吐，如现场无人照顾，很可能出现误吸；此时如对患者进行体格检查会发现血压下降、呼吸衰竭，重者瞳孔散大、抽搐、休克，如未及时抢救可能导致死亡。

04　急性酒精中毒的现场急救

急性酒精中毒要根据症状与表现进行及时的现场急救。如果条件有限不能现场急救的，要及时送医院诊治。

（1）如果出现欣快、话多、易激怒、颜面潮红、头晕、乏力等表现时，通常无需特殊治疗，只需要卧床休息，注意保暖，多喝水，促进酒精代谢排出。

（2）兴奋躁动者适当加以约束，防止摔伤等意外伤害发生。

（3）一定要防止误吸，如果有呕吐物误吸到肺里会导致吸入性肺炎。因此，呕吐时要保持头偏向一侧，把呕吐物及时清理出来。

（4）如果醉酒者出现昏迷不醒、呼吸变慢并伴有鼾音、大小便失禁、面色苍白、皮肤湿冷和口唇发紫等表现时，要注意保暖、防止误吸、警惕脑出血、低血糖昏迷等情况发生，并立刻送医或拨打"120"急救电话，有条件者先给予吸氧。

（5）如果发现呼吸、心搏骤停，要立即心肺复苏，直到复苏成功或"120"急救人员到来。

05　急性酒精中毒的医院处理

（1）卧床，头偏向一侧，避免误吸。

（2）监测呼吸、心率、血压、脉搏；保持气道畅通，吸氧，保持血氧饱和度95%以上。

（3）如果呕吐次数较多，或呕吐胆汁，可给予胃复安肌内注射，或给予 H_2 受体阻断剂、质子泵抑制剂，防止急性胃黏膜病变。

（4）建立静脉通道，给予 B 族维生素、葡萄糖注射液输注，充分补液利尿，加速酒精代谢及排出，同时注意监测血糖及电解质。

（5）如果患者出现昏迷不醒或苏醒时间明显延长，要警惕脑出血、脑梗死、低血糖昏迷等，尽快完成头颅 CT、MRI 排除以上情况。

06　如何预防急性酒精中毒

第一，错误的饮酒方式容易喝醉，也是引发急性酒精中毒的常见因素之一。很多人在喝酒的时候会讲究"感情深，一口闷"，而这种一口闷的喝酒方式，通常最容易出现醉酒的现象，而且会加速酒精中毒的情况。在喝酒的时候一定要小口慢慢喝，而且也不要与碳酸饮料、可乐、汽水等一起饮用，这些饮料中所含的成分会加速机体对酒精的吸收。

第二，避免空腹饮酒。空腹饮酒会加快机体对酒精的吸收，很容易喝醉。而且空腹饮酒还会对胃肠道造成损伤，很容易引发胃肠道溃疡、出血等疾病。喝酒之前要适当进食，也可以选择喝一杯牛奶，能够起到保护胃黏膜的作用，防止酒精对胃肠道造成伤害。

第三，饮酒的时候多食用一些新鲜的绿叶蔬菜。绿叶蔬菜类富含维生素和抗氧化剂，可以在一定程度上保护肝脏，避免酒精的损害。

07　接种完疫苗为什么不能喝酒

一般建议，接种完疫苗一周内不要喝酒，这是由于以下原因。

（1）影响疫苗接种效果：酒精会影响肝脏、肾脏的代谢过程。在接种疫苗后，疫苗内的有效成分会与机体免疫系统发生反应，帮助产生相应的抗体。但若此过程受到酒精的干扰，有可能导致疫苗的免疫效果下降，甚至接种失败。

（2）加重不良反应：在接种疫苗后，可能会出现一定的不良反应，如发热、头晕、头痛、乏力等。若是在接种疫苗后饮酒，酒精会对机体产生一定刺激，可能会加重不良反应。

（3）延误病情：饮酒后，有些人会出现恶心、头晕或皮疹等症状。对疫苗过敏也可以出现上述症状。饮酒后的症状和疫苗过敏症状混淆，就可能会掩盖接种疫苗后的不良反应，延误对过敏反应的救治。严重的过敏反应可能导致休克，甚至危及生命。

08　饮酒后可以吃药吗

饮酒后不可以吃药。酒精容易使身体毛细血管扩张、血液循环加速。如果饮酒后服用药物会加重药物的毒副作用，容易对身体造成损伤。而且饮酒后服用药物，药物会加重对胃肠道的刺激，引起胃肠道黏膜损伤。如果必须服用药物，建议在饮酒 24 小时以后，等酒精从身体完全代谢后再服药比较安全。特别是头孢类药物，酒后服用容易引起面部潮红、头痛、腹痛、出汗、心悸、呼吸困难等双硫仑样反应，严重的甚至会引起生命危险。因此头孢类药物，一般需要饮酒一星期以后再服用比较好，避免引起不良反应。

引起双硫仑样反应的药物，主要分为以下几类。①头孢类抗菌药物：包括头孢哌酮、头孢曲松、头孢唑林、头孢米诺、头孢甲肟、头孢孟多、头孢氨苄、头孢克洛、拉氧头孢等。不同头孢药物，引起双硫仑样反应的敏感程度也有所区别，头孢哌酮引起双硫仑样反应的敏感程度较高。②硝基咪唑类药物：如甲硝唑、奥硝唑、替硝唑等。③其他类药物：如磺胺类（磺胺甲噁唑）、呋喃唑酮、酮康唑、格列本脲、苯乙双胍等。

不同药物引起双硫仑样反应的严重程度，与以下三个因素有关：一是药物种类，以及用药剂量；二是饮酒的酒精量；三是个人体质，即对酒精的敏感程度。若用以上药物后立即饮酒，通常在 15~30 分钟就有可能发生双硫仑样反应。

轻度的急性酒精中毒，一般能够自行恢复，然而出现中度或者重度酒精中毒的情况，就需要尽快就医治疗。虽然喝酒可以带动餐桌气氛，但是小饮怡情，大饮伤身，无论聚会还是工作应酬，一定要注意保护自己的身体，尽量少饮酒，避免酒精中毒的发生。

四十五、食物中毒

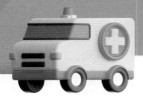

01 什么是食物中毒

食物中毒是指食用了生物性、化学性等有毒有害物质污染的食品，或者食用了含有毒有害物质的食品后出现的急性、亚急性食源性疾病。

02 食物中毒的主要表现

急性食物中毒，以消化系统症状和神经系统症状为主。消化系统症状有腹痛、腹泻、恶心、呕吐等急性胃肠炎表现，呕吐物多为进食的食物，常先吐后泻，每天腹泻数次至数十次，多为黄色稀便、水样或黏液便。神经系统症状有头痛、头晕、恶心、乏力等，常伴有寒战、发热、肌肉酸痛等症状。

慢性食物中毒的症状较为隐蔽，发现症状通常已是疾病中晚期。一般早期没有症状或者有部分可能会出现恶心、呕吐、腹痛、腹泻等。

03 食物中毒的原因

（1）细菌性食物中毒：食物被细菌污染所引发的疾病，其污染的物质可能是病原体，包括细菌、病毒及寄生虫，或是其产生的毒素。在国内外都是最常见的一类食物中毒，无论中毒起数还是中毒人数，在各类食物中毒中都占了很大比例。症状以消化系统障碍为主，尤其是急性肠胃炎症状，如呕吐、腹泻、腹痛等最常见。

（2）天然毒素食物中毒：分为动物性（河豚毒、有毒鱼贝类）及植物性（毒菇、发芽的马铃薯、曼陀罗、桐油、未熟透的四季豆、毒蕈）两大类。中毒症状除急性胃肠道症状以外，神经系统症状较为常见，多为神经麻痹、呕吐、头痛等现象。严重时有感觉麻痹、运动失调、血压下降，继而肌肉松弛、引起呼吸停止而死亡。

（3）化学性食物中毒：指由重金属类超标、有毒非法食品添加物引起的食物中毒。可分为急性及慢性中毒,潜伏期从数分钟至数天不等。慢性中毒可引起肝、肾等器官病变。

04　急性食物中毒的自我处理

（1）催吐：对中毒不久而无明显呕吐者,可先用手指、筷子等刺激其舌根部的方法催吐。未见效时,可以口服200~300毫升温开水,然后再用上述方法刺激呕吐,如此反复进行,直至呕出清亮胃内容物为止。如在呕吐物中发现血性或咖啡色液体,则提示可能出现了消化道或咽部出血,应暂时停止催吐。

（2）导泻：如果病人吃下中毒食物的时间较长（如超过2小时）,而且精神较好,可采用服用泻药的方式,促使有毒食物排出体外。

（3）解毒：如果是因吃了变质的鱼、虾、蟹等引起的食物中毒,可取食醋100毫升,加水200毫升,稀释后一次服下。若是误食变质的防腐剂或饮料,最好的方法是用鲜牛奶或其他含蛋白质的饮料灌服。

（4）保留食物样本：由于确定中毒物质对治疗来说至关重要,因此,在发生食物中毒后,要保存导致中毒的食物样本,以提供给医院进行检测。如果身边没有食物样本,也可保留患者的呕吐物和排泄物,以方便医生确诊和救治。

05　医院如何急救食物中毒

（1）清除体内尚未吸收的毒物：清除胃肠道尚未吸收的毒物,对口服中毒者尤为重要。毒物清除越早、越彻底,病情改善越明显,预后越好。常用的方法有催吐、洗胃、导泻、灌肠。

（2）促进已吸收毒物的排出

1）可采用静脉补液,稀释毒物的浓度,增加尿量,加速毒物的排出。亦可用渗透性利尿剂,如20%的甘露醇或呋塞米。根据毒物的性质,采用药物酸化或碱化尿液,加速毒物排出体外。

2）血液净化疗法：在中毒后8~16小时内采用。常用血液净化方法有血液透析、血液灌流、血液滤过及血浆置换等。

（3）拮抗解毒：采用有效拮抗剂和特异解毒剂进行全身解毒治疗,消除毒物对机体的毒性作用,促进其迅速排出。

（4）紧急复苏和对症支持治疗：目的是保护和恢复患者重要器官功能,帮助危重症患者度过危险期。

06 如何预防食物中毒

（1）养成良好的卫生习惯，饭前、便后要洗手。

（2）选择新鲜安全的食品

1）在购买食物时，尽量避免去没有卫生许可证的小摊贩处购买。其次要注意查看食物是否有霉变的情况，粮食、甘蔗、花生米等霉变后含有的霉菌毒素均会引起不同程度的中毒反应。

2）对于真空包装的食品，首先要检查包装是否有漏气现象。发现有漏气现象，应避免食用。其次不要被食品花花绿绿的外表所迷惑，要查看其生产日期、保质期，是否有厂名、厂址、生产许可等标识。

3）新鲜食品及时加工，尤其是肉类、水产等易变质食品，不吃剩饭、剩菜。

4）需要加热的食物要彻底加热，例如菜豆和豆浆含有皂苷等毒素，不彻底加热容易引起食物中毒。

5）饮用水要符合饮用卫生要求，不喝生水和不洁净的水。

（3）防止食品污染

1）生、熟食品分开。生食品多含有大量细菌，在生产经营过程中生、熟食品不分开，会把细菌污染到熟食品等直接入口的食品上，致使熟食品细菌超标。生吃蔬菜瓜果之前要清洗干净。

2）工具容器生熟分开。操作食品用的刀、案板、揩布等炊事工具，要生、熟分开。

3）注意操作卫生。食品操作人员应定期进行健康检查。操作加工直接入口食品应在专用加工制作间内进行；工作前应洗手消毒，穿戴清洁的白色工作衣帽，并戴口罩；不面对食品区域咳嗽、打喷嚏、讲话，防止口鼻的细菌污染食品。

4）浸染过消毒剂、杀虫剂的容器应避免用来喝水或盛放食物，警惕食物被污染，食用后引起中毒。

（4）加强体育锻炼，增强机体免疫力，抵御致病菌的侵袭。

四十六、药物中毒

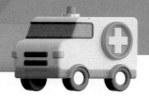

感冒时,有些人为加速康复,会同时服用多种抗病毒类药物。有报道,多种抗病毒药物及退热药物联合使用导致恶心、呕吐、黄疸、水肿的情况并不少见,这就是出现了药物中毒引起的肝、肾损害。大家对药物中毒了解吗?

01　认识药物中毒及症状

药物中毒是指进入人体的药物达到了中毒的剂量,从而产生器官和组织的损害,造成的一种全身性疾病,可分为急性中毒及慢性中毒。

急性中毒是指人体在短时间内接触毒物或超过中毒量的药物后,机体产生的一系列病理生理变化及其临床表现,其病情复杂、变化急骤,严重者出现多器官功能的障碍或衰竭甚至危及生命。

慢性中毒是长时间吸收小量毒物的结果,其起病缓慢,病程长,症状不特异,易漏诊及误诊。

大学生药物中毒中最常见的是镇静催眠类药物中毒,其他药物中毒包括阿片类药物中毒、抗癫痫类药物中毒、阿托品类药物中毒、抗抑郁类药物中毒及抗精神类药物中毒等。临床常见的药物中毒症状包括以下几种。

(1)镇静催眠类药物:即安眠药中毒,包括苯二氮䓬类(如地西泮、阿普唑仑等)、巴比妥类(如苯巴比妥、戊巴比妥等)、非巴比妥非苯二氮䓬类(如水合氯醛等)以及吩噻嗪类(如氯丙嗪、奋乃静等),该类药物一般对自主神经系统活动有轻度抑制作用。多表现为轻度嗜睡、头晕、昏迷、呼吸减慢或不规则、血压下降、皮肤湿冷、发绀、尿少、休克昏迷等症状。

(2)阿片类药物:包括吗啡、哌替啶等,该类药物有强烈镇痛、镇静作用。中毒后临床表现可分为四期。①前驱期,脉搏增快、头晕、头痛等;②中毒期,恶心、呕吐、失去时间和空间感觉、呼吸深慢、肢体无力、瞳孔缩小等;③麻痹期,昏迷、针尖样瞳孔、对光反射消失、呼吸抑制、呼吸浅慢、休克等;④恢复期,四肢无力、尿潴留、便秘等。

(3)抗癫痫类药物:包括苯妥英钠、卡马西平等,可引起眩晕、特异体质皮疹、复视、视力模糊、眼球运动障碍、震颤、共济失调等。

（4）阿托品类药物：该类药物一般指抗胆碱能药物，包括山莨菪碱、东莨菪碱等。主要中毒症状为颜面潮红、口干、皮肤干燥、心跳加快、瞳孔散大、幻觉、狂躁，严重者出现谵妄、昏迷、呼吸抑制等。

（5）三环类抗抑郁类药物：主要有丙米嗪、阿米替林等，中毒时以中枢神经系统和心血管系统症状为主，兼有抗胆碱症状，典型表现是特征性的昏迷、惊厥发作和心律失常三联征，严重者可出现循环衰竭及多器官功能衰竭等并发症。

（6）吩噻嗪类抗精神病类药物：包括氯丙嗪、奋乃静等，中毒时有中枢神经系统抑制、呼吸抑制、癫痫发作、低血压、心跳加快、恶心、呕吐等，严重时可出现恶性综合征。

大多数药物中毒并没有明显的特异性症状，有些患者以不明原因感到恶心、呕吐，随即出现惊厥、抽搐、呼吸困难前来就诊。有些患者以不明原因多部位出血、不明原因血细胞减少前来就诊。也有一些患者因不明原因肝、肾功能损害，例如出现黄疸、尿量减少、眼睑及双下肢水肿等症状前来就诊，早期识别及救治可最大限度挽救生命。

02 哪些原因会引起药物中毒

大学生等年轻人发生药物中毒一般与以下因素有关。

（1）自杀、误食：大部分患者因轻生而主动口服大量药物，导致药物中毒，也有少量患者因误服导致药物中毒。

（2）个体对某种药物的敏感性不同：不同的个体可因自身性别、年龄、体重等其他多种因素而出现对同种药物敏感性不同的情况。

（3）不按医嘱用药，随意增加服药品种或剂量。

（4）实验室接触：使用实验试剂等过程中，由于防护措施不当及安全防护制度不够健全，试剂及药物不慎经气道及皮肤进入人体。

（5）药物管控不佳：对于管控类药物，私自买卖造成药物中毒。

03 自己及周围人如何处理药物中毒

对于此类疑似药物中毒事件的处理，首先是如何识别，药物中毒最为重要的是有确切的药物接触史。应详细观察患者手里及周围是否有可疑药物，查看其种类，同时观察患者症状。当患者出现呕吐、昏迷、抽搐、惊厥、呼吸困难、休克而原因不明者，均应考虑药物中毒的可能性。

药物中毒的救治必须争分夺秒，每慢一分钟，毒物就会被人体吸收更多。急性中毒大多突然发病，来势汹汹，病情急骤，必须及时给予抢救措施，否则危及生命。我们应该把握好急救原则。

（1）迅速脱离中毒环境，这是药物中毒急救的首要措施。

（2）判断生命体征，对于心搏骤停患者，立即给予紧急的心肺复苏术，对于呼吸系统梗阻患者，迅速清理气道，开放气道，必要时采用人工呼吸。

（3）及时就医，拨打"120"送至医院。

（4）对于大多数药物中毒患者目前不建议自行催吐。因为如果误服强碱、强酸性质的药物，催吐会导致消化道二次损伤。

04 医院如何处理药物中毒

医院治疗以"清、排、解、维"为原则，即清除未吸收毒物、排出已吸收毒物、特效解毒药物应用、维持器官功能等积极对症治疗。入院后完善肝肾功能、电解质、凝血功能、血常规等相关检查，通过血液、呕吐物、排泄物确定中毒性质，监测血液与尿液中药物浓度，进行全身器官功能的评估与维持。

（1）清除未吸收毒物：包括洗胃、吸附剂、导泻及灌肠等。一般来说，建议洗胃时间原则确定为越早洗越好。吸附剂以活性炭类最为常用，可阻止毒物在消化道范围内被吸收，国外有文献报道，服毒后1小时内给予吸附剂治疗有意义。导泻及灌肠也是目前较常用的清除毒物的方法。

（2）排出已吸收毒物：包括利尿、高压氧治疗、血液净化等。利尿剂可以增加尿量，达到促使毒物排出的目的。高压氧治疗越来越广泛应用于急性中毒的救治中。血液净化是目前最重要的治疗手段，效果显著，能缩短疗程，应尽早实施。

（3）特效解毒药物：应用镇静催眠类药物中苯二氮䓬类可用氟马西尼，而苯巴比妥类无特异性解毒药物；阿片类药物特异性解毒药为纳洛酮、烯丙吗啡；阿托品中毒可给予尼可刹米或注射新斯的明、毛果芸香碱等。

（4）维持器官功能以及对症治疗：在解毒的同时，应维护好器官的功能，同时给予吸氧、抗惊厥、镇痛镇静、控制心律失常等对症治疗。

05 如何预防药物中毒

药物中毒危及生命，重在预防。管理人员应标注毒物警示符号，并且加强防毒宣传；实验人员应遵守实验室防护制度，不可麻痹大意。患者应谨遵医嘱用药，按说明书服药，不可私自增加药物剂量。同时学校应加强心理健康教育，大学生要建立正确的恋爱观，避免陷入情感危机不能自拔。

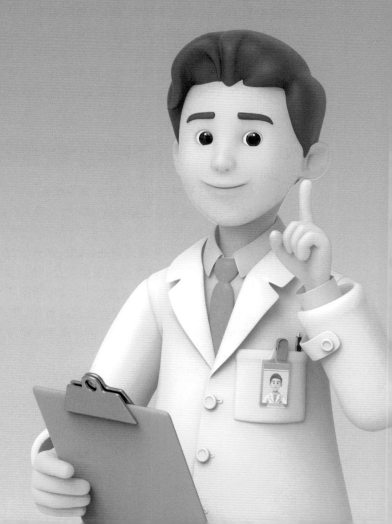

避险逃生急救

四十七、校园踩踏的预防和自救

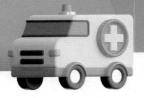

01 什么是踩踏事件

　　踩踏事件通常是指在恐慌、情绪激动或好奇心等因素的驱使下,人群过度集中,从而造成秩序混乱,导致人群拥挤踩踏,进而发生人员伤亡的灾难事件。

　　人群过度集中是发生踩踏事件的首要且最重要的原因。人群的过度集中可以表现为整体的,也可以表现为局部的过度集中。

　　踩踏事件通常是一系列事件的连锁反应。比如在特定的场所进行人员聚会,由于恐慌、谣言等造成人员慌乱、移动,在移动的过程中人员发生推搡、碰撞,从而造成部分人员摔倒,进而产生人群的叠压。轻者造成在场人员的心理创伤或者身体损伤,比如骨折、皮肤挫伤及裂伤、出血等,重者则会引起窒息、休克,甚至造成人员伤亡。

02 什么情况下容易发生校园踩踏

　　(1)易发时间:节假日、大型活动、体育比赛、上下课等。

　　在上述情况下,通常会在短时间内发生大量人员的集中或者移动,从而容易形成踩踏事件。

　　(2)易发地点:楼梯、道路转弯处、礼堂、体育场馆、广场、桥梁等。

　　踩踏事件最容易在人群拥挤的时候发生,特别要注意"大路"变"小路"的、由宽及窄的"瓶颈"地带,比如场馆的出入口、桥梁等。在楼梯台阶处会更加危险,特殊的地形更容易发生拥挤或者跌倒。另外,在一些道路的弯道处,由于视野遮挡以及对人流行走速度的影响,也容易发生踩踏。

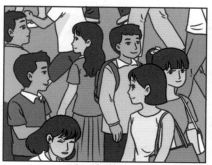

人群拥挤

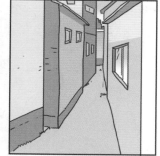

由宽变窄的通道

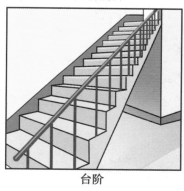

台阶

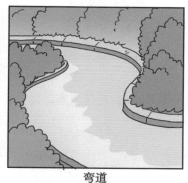

弯道

（3）易发诱因：好奇、惊吓、激动、亢奋等。

当人员聚集时，如果受到惊吓，可能导致人群的恐慌，造成无序地逃跑和移动，一旦有人摔倒，就可能出现"多米诺骨牌"一样的叠压，从而形成伤亡事件。当人群处于激动、亢奋等状态下，各种意外事件有时候也会催生踩踏的发生；特别是由于好奇或者从众心理，通常会加重人员的聚集，增加踩踏发生的危险性。

03　如果遇到踩踏事件，我们该怎么做

（1）若前方人群发生了踩踏，人群出现恐慌和严重的拥挤，我们可采取身体微屈，一只手握拳，另一只手握持对侧手腕，双肘撑开放于胸前的姿势，给自己形成一定的空间，从而保证呼吸和预防摔倒，跟随人员缓慢前行。

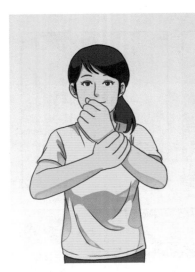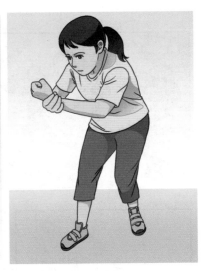

遭遇拥挤人群时自我防护动作

（2）一旦摔倒时，应设法靠近诸如墙角之类的地点，并采取以下姿势保护自己并大声呼救。

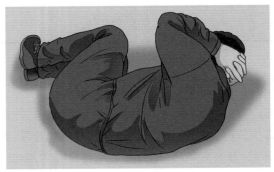

不慎摔倒时的自我防护动作

动作要领：双手十指交叉相扣，护住后脑、颈部；双肘向前，保护双侧太阳穴；双膝尽量前屈，身体蜷缩，保护胸腔及腹腔脏器；侧躺在地，不要俯卧或者仰卧。

04 怎样预防踩踏事件的发生

预防踩踏事件最有效的方法是减少人员数量，从而避免人群"过度集中"的出现。举行大型集会之前，应该进行充分的风险评估以及提前制订相关的应急预案。比如限制入场人流速度、控制入场人员数量、增加散场出口、将场地划分并隔离成独立的单元、增加安保人员引导等各种措施，都可以降低踩踏事件的发生率。

那么,对于个人而言,咱们应该怎样去预防踩踏事件呢?

(1)首先提高自身的安全意识,学习并掌握关于踩踏事件的知识。同时,我们还要积极参加学校组织的相关演练,做到知行合一。

(2)尽量避免到拥挤的狭窄通道或者楼梯处。遇到这种情况时最好抓住扶手,靠边缓慢移动。

(3)在人多的场合,不起哄、不好奇、不制造恐慌,要遵守秩序、服从引导和安排。

(4)当遇到拥挤的人流时,切勿突然停止步伐、弯腰拾物、系鞋带或者逆向行走。

(5)如果在人群中行走时,碰到前方有人摔倒,我们应设法避开并且大声呼喊告知后面的人后退或者不要靠近,然后组织周围人员迅速将摔倒人员扶起。

(6)当发现自己与人群逆向而行时,应立即躲避到人群边缘,不要惊慌和奔跑。

总之,踩踏事故还是重在预防。通过安全意识的建立、安全知识的普及、安全技能的学习、安全演练的参与,才能最大限度地减少踩踏事件的发生。特别是在大学校园,人员素质较高,通过此类安全教育的开展,通常能起到事半功倍的效果。一旦遇到踩踏事故的出现,在开展自救和互救的同时,我们还一定要及时拨打"120"急救电话。

四十八、火灾现场的逃生、自救与急救

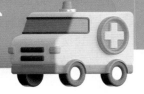

01 认识火灾

火灾是指在时间或空间上失去控制的燃烧所造成的灾害。新的标准中,将火灾定义为在时间或空间上失去控制的燃烧。在各种灾害中,火灾是最经常、最普遍威胁公众安全和社会发展的主要灾害之一。

而校园中人员高度集聚,教学仪器多,设备价值昂贵,各类实验易燃物多、用电量大,一旦发生火灾,影响大、损失大,直接影响师生安全。

2019年12月19日,中国消防官方微博公布了一组数字:近5年,全国共发生学生宿舍火灾2 314起,平均每天都有学生宿舍发生火灾。

02 导致校园火灾的原因

学校发生火灾的因素较多,从火灾情况看,导致失火的原因主要有以下几点。

(1)违规使用大功率电器:高校的建筑物供电线路、设备,都是按照实际使用情况设计的,尤其是学生宿舍的供电线路、设备都是按照普通的照明用电设计的,线路负荷较小。

在宿舍违规使用电炉、电暖器、电热杯、电热壶、电热锅、电磁炉等大功率电加热器具,一旦线路超负荷运行极易引起火灾。

(2)私拉乱接电线:私拉乱接电线,容易损伤线路绝缘层,引起线路短路和触电事故。如果购买的电线、插座等质量不佳,更易造成线路短路或因接触不良发热而漏电或起火。

(3)使用电器不慎:学生经常使用的计算机、充电器、稳压电源、电蚊香等电器,办公室里的办公设备,实验室里的器材设备等电器,如长时间通电无人监管,就会因散热不良或线路老化引起电器元件发热和线路短路,从而引发火灾。

(4)使用灯具不当:使用台灯、床头灯等灯具时,若紧邻蚊帐、被褥、书籍等易燃物,极易引发火灾。因为在电能转化为光能过程中,通常要产生大量的热,灯泡表面温度较高,而尼龙、棉絮、纸张等物品燃点较低,灯泡过于靠近这些物品,时间一长就会被引燃。

(5)违规使用明火:在办公楼、实验室、教室和建筑工地违章使用明火,在宿舍使用酒精炉、煤油炉、液化气等做饭,焚烧书信、纸张等杂物,稍有不慎,都可能导致火灾发生。

(6)吸烟不慎:点着的香烟头表面温度为 200~300 摄氏度,中心温度高达 700~800 摄氏度,一般可燃物的燃点大多低于烟头表面温度。若带火的烟头、高温的烟灰等掉落在蚊帐、被褥、纸张等可燃物上,则会引发火灾。

(7)使用蚊香不当:点燃的蚊香有 700 摄氏度左右,而布匹的燃点为 200 摄氏度,纸张的燃点为 130 摄氏度。点燃的蚊香歪倒、移动都可能直接引燃附近的易燃物;掐灭蚊香时乱弹香头,也可能引发火灾。

(8)存放易燃、易爆等违禁品:违反规定存放烟花爆竹、汽油、酒精、油漆等易燃、易爆物,留下火灾隐患。

(9)违反操作规程:在用火、用电和使用危险品时,不按操作规程极易发生火灾事故。用火时周围的可燃物未清理完,火星飞到可燃物上引起燃烧。做化学实验时,将相互抵触的化学试剂混在一起;试验温度过高或操作不当,也能引起火灾事故。

03 火灾现场如何逃生、自救——谨记火灾逃生自救十二招

逃生预演,临危不乱;熟悉环境,牢记出口;通道出口,畅通无阻;扑灭小火,惠及他人;镇静辨向,迅速撤离;不入险地,不贪财物;简易防护,蒙鼻匍匐;善用通道,莫入电梯;缓晃轻抛,寻求救助;火已及身,切勿惊跑。

(1)身处火场,要保持冷静,尽量迅速观察、判明火势情况,明确自己所处环境的危险程度,迅速查明疏散通道是否被烟火封堵,针对火情,做出正确判断,选择正确的逃生路线和方法。

(2)如果火势不大,且尚未对人造成较大威胁时,应充分利用周围的消防器材,如灭火器、消防栓等设施将小火控制、扑灭。如果火势凶猛,要在第一时间报警,并迅速撤离。

(3)发生火灾时,除报警外,可在窗口、阳台或屋顶处发出求救信号,白天应挥动鲜艳布条发出求救信号,晚上可挥动手电筒或打亮手机引起救援人员的注意,或者向外大声呼叫、敲击金属物品或投掷软物品,但一定要保持体力。

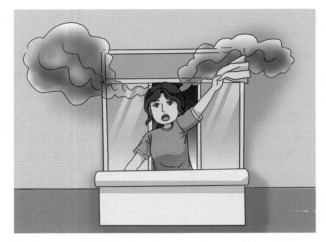

（4）在火场中，生命贵于金钱。身处险境，逃生为重，必须争分夺秒，切记不可贪财。

（5）选择逃生路线，应根据火势情况，优先选用最简便、最安全的通道。如楼层起火时，先选用安全疏散楼梯、室外疏散楼梯、普通楼梯等，如果这些通道已被烟火切断，再考虑利用楼顶窗口、阳台和落水管、避雷线等脱险。

（6）在逃生过程中，由于火灾烟气具有温度高、毒性大，且大多聚集在上部空间，因此在逃生过程中应用湿毛巾捂住口鼻，尽量将身体贴近地面，匍匐或弯腰前进。

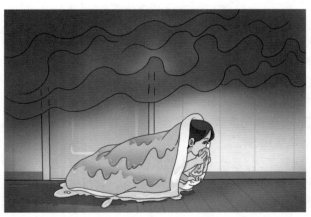

（7）有时楼梯虽然已着火，但火势不大，这时可用湿棉被、毯子等披裹在身上，确定逃生路线后用最快的速度钻过火场并冲到安全区域。虽然可能会受点轻伤，但可避免生命危险。在这种情况下，要早下决心，不要犹豫不决，否则，火越烧越大，就会失去逃生的机会。

（8）如果楼梯烧断，当建筑物外墙或阳台边上有落水管、电线杆、避雷线等竖直管线时,可借助其下滑至地面,同时应注意一次下滑人数不宜过多,以防止逃生途中因管线损坏而致人坠落。

(9)一旦各种通道都被切断,火势较大,一时又无人救援,可以关闭通往着火区的门窗,退到未着火的房间,用湿棉被、毛毯、衣物等将门窗缝隙封堵,防止烟雾窜入。有条件时,要不断向门窗上泼水降温,延缓火势蔓延,等待救援。

(10)如果正常通道均被烟火切断,其他方法都无效,火势又逼近,也不要仓促跳楼,有可能的话,先在室内牢固的物体上拴上绳子,如无绳子也可用撕开的被单连接起来,然后,顺着绳子或布条往下滑,下到安全楼层或地面上。但必须保证绳或布条的长度和牢固性,防止摔伤。

(11)如果时间来不及,需要跳楼时,可先往地上抛一些棉被、床垫等柔软物品,以增加缓冲,且应注意不要站在窗台上往下跳,可用手扒住窗台或阳台,身体下垂,自然落下,这样,既可保证双脚先着地,又能缩短高度。

(12)在逃生过程中,应根据火灾发生时的风向来确定疏散方向,迅速逃到火场上风处躲避火焰和烟气。人身上一旦着火,应迅速脱下着火衣服,浸入水中或用脚踩灭;若来不及脱衣服,可以就地打滚,使身上的火熄灭。

04 火场中常受到的伤害及院内救治措施

火灾中最常受到的伤害是烧伤,还有在逃离火灾现场的过程中,人们通常会因为惊慌而出现踩踏、摔倒等情况,从而受到创伤。

对于烧伤,轻度烧伤创面进行保守治疗即可,严重的、较深的创面则需要根据病情选择合适的手术治疗方式。

如发生创伤,伤员送达医院后,医院会根据创伤的部位及严重程度进行止血包扎、清创缝合、补血补液、控制感染或外科手术。

05 如何预防校园火灾

(1)宿舍

1)不得私拉乱接电源线,严禁使用不合格、不达标、劣质电源插线板或充电器,须使用充电桩为电动车充电。

2)不要违规使用大功率电器,如电磁炉、电饭煲、暖手宝等。

3)不得在宿舍内使用明火、吸烟,严禁将煤油炉、酒精炉、汽油、酒精及爆竹等易燃、易爆物品带入宿舍。

4)外出及时关闭电源,及时把充电器、充电宝、电脑等电源拔除。

5)不在宿舍楼道堆放杂物,不焚烧垃圾。

6)爱护消防设施和灭火器材,不得随意移动或挪作他用,保持消防器材设施的完好有效。

（2）实验室

1）严格遵守实验室安全操作规范，要在老师指导下使用实验室设备。

2）实验室内要存放一些消防器材，确保实验人员会使用。

3）实验室内严禁使用烟火，一切易燃、易爆物品必须与火源、电源保持一定距离，不得随意堆放。

4）实验室内不得超负荷用电，实验器材电线老化要及时更换，线路要定期检查，做到人走断电。

5）可燃性气体钢瓶与助燃气体钢瓶不得混合放置，各种钢瓶不得长时间放置阳光下、靠近热源、明火，禁止碰撞。

（3）教室

1）保持消防安全疏散通道畅通。

2）不得随意破坏消防设施，校园内禁止吸烟和携带易燃、易爆物品。

3）若发生火灾时，不要拥挤，按照指挥有序撤离。

4）发现教室中的电器设备出现异常，及时向老师报告。

（4）食堂

1）学生进入食堂就餐时，不得携带易燃、易爆物品，不得私自进入后厨。

2）学校应定期组织专业人员对食堂的水、电、气进行检查，保障消防器材配备齐全，并放在醒目、易拿的位置。

3）定期组织食堂员工开展消防安全培训，增强消防安全意识。

4）若食堂发生火灾，就餐的同学要第一时间逃生，在逃生过程中不要拥挤，谨防踩踏事件的发生。

（5）室外防火

1）现在校园植被较为丰富，绿化地带会有不少树林落叶、枯枝和枯草，不要在室外烧纸、点火或乱扔烟头，以免引起火灾。

2）不要堵塞、占用消防通道。

3）严禁在校园内私自搭接电路为电动车等充电。

四十九、暴雨来袭,如何避险和自救

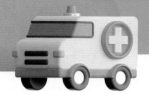

01　认识暴雨

中国气象规定,24 小时降水量为 50 毫米或以上的雨称为"暴雨"。按其降水强度大小又分为三个等级,即 24 小时降水量为 50.0~99.9 毫米称"暴雨";100~250 毫米以下为"大暴雨";250 毫米以上称"特大暴雨"。

暴雨预警信号的等级分为四个等级,Ⅳ级(一般)、Ⅲ级(较重)、Ⅱ级(严重)、Ⅰ级(特别严重),分别用蓝色、黄色、橙色、红色中英文图标标识。当发布蓝色预警时,学校、幼儿园采取适当措施,保证学生和幼儿安全。当发布黄色预警时,应暂停在空旷地方的户外作业。当发布橙色预警时,应暂停户外作业,处于危险地带的单位应停课、停业,采取专门措施保护已到校学生、幼儿和其他上班人员的安全。当发布红色预警时,做好暴雨应急和抢险工作,停止集会、停课、停业(除特殊行业外),做好山洪、滑坡、泥石流等灾害的防御和抢险工作。

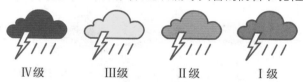

Ⅳ级	Ⅲ级	Ⅱ级	Ⅰ级

02　暴雨的危害

若某一地区连降暴雨或出现大暴雨、特大暴雨,常导致山洪暴发,水库垮坝,江河横溢,房屋冲塌,农田淹没,交通电信中断,严重危害国民经济和人民的生命财产。2007 年济南的"7·18"大暴雨由于正值下班高峰期,而且前期天气高温少雨,公众缺少对这样暴雨的思想准备和防范意识,造成了数十人死亡和重大财产损失。2021 年 7 月发生在郑州的极端暴雨,共影响河南省 150 个县(市、区)1 478.6 万人,死亡或失踪 398 人,直接经济损失 1 200.6 亿元。

03 暴雨避险

（1）室内避险：可在家门口放置挡水板、堆置沙袋或堆砌土坎，危旧房屋内或低洼地区的人员及时转移到安全地方，关闭煤气阀和电源总开关，室外积水漫入室内时，应立即切断电源，防止积水带电伤人。

（2）室外避险：应立即停止户外活动，迅速回到室内躲避。如不能马上回到室内，除了用雨衣等雨具避雨外，可到有防雷设施的场所躲避。尽可能绕过积水严重地段。不在空旷的野外停留，远离孤立的大树、高塔、电线杆、广告牌等，以免受到雷击。

（3）车内避险：行车时一定要服从交警指挥，打开前后雾灯，将雨刷器调至最快，做到不停车、不换档、不加速、不拐弯，平稳驾驶。一旦汽车在水中熄火，要尽快脱离积水区。

04 险情自救

（1）当暴雨导致校园内道路被淹时，非必要不出行！如确需出行需避开旋涡喷泉、窨井倒灌喷涌处，涉水前进需前脚虚、后脚实，建议用木棍等在水中探路，远离电力设备，如感到脚下发麻，请立即后退。

（2）当在山区遇到滑坡、泥石流时，要迅速向滑坡体两侧运动，可向两侧较高的地方逃跑，禁忌顺着滑坡、泥石流的方向跑。

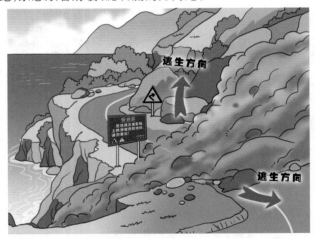

（3）当所处地下商场发生雨水倒灌时，迅速有序撤退，并向出口或高处转移；若因雨水倒灌情况严重无法脱身，需寻找可用于救生的漂浮物，保存体力，等待救援。

（4）当地铁里出现雨水倒灌时，在月台上的人员可迅速至地面避险；在列车上的人们,如果列车在运行时遇到停电,列车无法运行,应在司机的指引下,有序通过车头或车尾的疏散门进入隧道,向最近的站台撤离。

（5）当被洪水困在车内时,可摇下车窗逃生;如果车辆断电且车窗门无法打开,可用安全锤击打侧窗的四角和边缘,破窗逃生;若无安全锤,可用座椅头枕金属杆等尖锐物品敲碎侧窗。

（6）当车辆在激流中落水并发生侧翻时,要保持冷静,迅速判断车身姿态,不应马上解开安全带。车辆侧翻后基本不可能打开车门,只能通过车窗逃生。要判断确定更靠近水面的车窗,解开安全带,深吸一口气,从靠近水面的车窗砸窗逃生,在击碎前遮住脸和手部,以防玻璃击碎后随大量水涌入划伤。砸开车窗后,抱住可漂浮物迅速游出,游向水面。

五十、实验室急救那些事

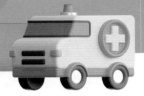

高校实验室既是知识传承的主阵地，也是安全事故的高发地。高校实验室的化学品数量虽少但种类繁多，且多数化学品具有较强的毒性、腐蚀性、易燃易爆性等性质。化学品相关事故在高校实验室安全事故中占比达50％以上，安全事故类型也以中毒、火灾、爆炸为主。生命高于一切，安全重于泰山！需要紧急救援时，我们应该怎么做呢？

01 自救

（1）脱离现场：无论发生何种安全事故类型，首先要脱离事故现场。如吸入化学性有毒气体时，学生应迅速转移至上风口空气流通处；发生着火、爆炸时，学生应当及时离开灾害现场等。

（2）各种类型的自救

1）中毒

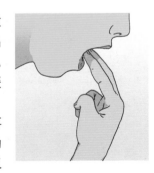

● 吞食或误服：首先使用手指、筷子、汤勺柄刺激舌根进行催吐。如吞食酸性、碱性等强腐蚀性化学品应避免催吐，以防毒物在催吐过程中进行二次损伤。其次，可服用牛奶、蛋清等，在保护胃黏膜的同时，延缓毒物吸收的速度。

● 皮肤接触：立即脱去化学品污染的所有衣物，再使用纸巾或毛巾擦去皮肤上残留的化学品，并在流动水下反复冲洗接触化学品的皮肤，至少30分钟。经反复、充分冲洗后，可根据化学品性质考虑使用中和剂处理，如强酸类接触皮肤可使用碳酸氢钠类溶液；强碱类接触皮肤可使用饱和硼酸溶液或3％的醋酸溶液。如果接触酚类化学品，可先用乙醇擦拭皮肤，再使用肥皂水及清水清洗。

小贴士

1. 无论皮肤中毒或皮肤化学品烧伤,在去除化学品接触后,应及时用清水冲洗,切勿为了寻找中和剂而失去抢救的最佳时机。

2. 常见的强酸有硫酸、盐酸、硝酸、三氯醋酸、次氯酸、甲酸等,强酸具有极强的腐蚀性,会导致蛋白质的变性、凝固和沉淀;碱性物质常见的有氢氧化钠、氢氧化钾、氢氧化钙、氨水、石灰(氧化钙)等。

3. 化学品进入眼睛不可使用化学解毒剂。

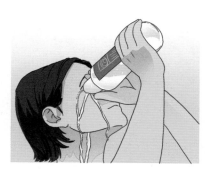

● 眼睛接触:当灼伤发生在眼部时,如果化学品为液态,应立即找到最近的水源,用清水冲洗眼睛,冲洗时应反复闭眼、睁眼和转动眼球,冲洗时间至少 30 分钟;如果是固态化学品,避免立刻冲洗以防发生化学反应,应使用沾有石蜡油或植物油的棉签去除眼内残留物,再用清水进行充分清洗。眼球清洗后应当立即就医,就医前明确入眼化学品名称或携带外包装就诊,避免未冲洗直接就医。

2)热力烧伤:实验室内的热液烫伤和火力烧伤都属于热力烧伤,如高温液体、热蒸汽烫伤、失火、易燃物品着火爆炸等。冷却处理是发生热力烧伤时的主要急救措施。

● 衣服燃烧:应立即就地打滚,或使用灭火毯等扑灭燃烧的衣服,禁止脱去衣物,可观察皮肤情况,慢慢剪去衣服,避免触碰或牵拉烧伤皮肤及创面。

● 烧伤创面处理:应立即使用凉水在烧伤部位采用冲洗或冷敷的方法连续冷却30 分钟至 2 小时。如此不仅可防止皮肤进一步受损,还可减轻疼痛。以上方法在 6 小时内使用效果较佳,冲洗和冷敷时间过短则效果甚微。

● 保护创面:发生严重烧伤时应使用清洁的毛巾或被单盖上烧伤面,冲洗或冷敷后及时就医。

3)电烧伤:电烧伤多在操作不当时发生,如电接触伤、电火花烧伤、放射性烧伤等。

● 电接触伤:首先应迅速脱离电源,如为跨步电压触电应立即单脚跳出危险区域;其次,电接触伤可造成皮肤伤口,还可影响心肌、肌肉和骨骼等,严重者可危及生命,应当引起重视并及时就医。

● 电火花烧伤:电火花接触衣服后发生燃烧导致皮肤灼伤是电火花烧伤的原因,所以应在断电后采用与热力烧伤相同的方法处理。

● 放射性烧伤:常见于 X 射线等放射线,应当立刻远离放射源并及时就医。

02 施救人员的防护与现场急救

（1）防护：现场救援人员应做好自身防护后进入现场进行救援，并根据事故的化学品种类选择相应的防护用品。

（2）疏散：做好现场人员的疏散工作，帮助受伤人员迅速脱离中毒环境，将受伤人员转移至上风口等空气新鲜场所，安静休息。

（3）求援：有人员受伤害或中毒的情况下，应及时送往医院治疗或拨打"120"急救电话求救。

（4）上报：根据实验室管理规定，向校内相关部门进行上报。